北京妇产医院专家权威打造

40周怀孕全书

王晓梅◎主编

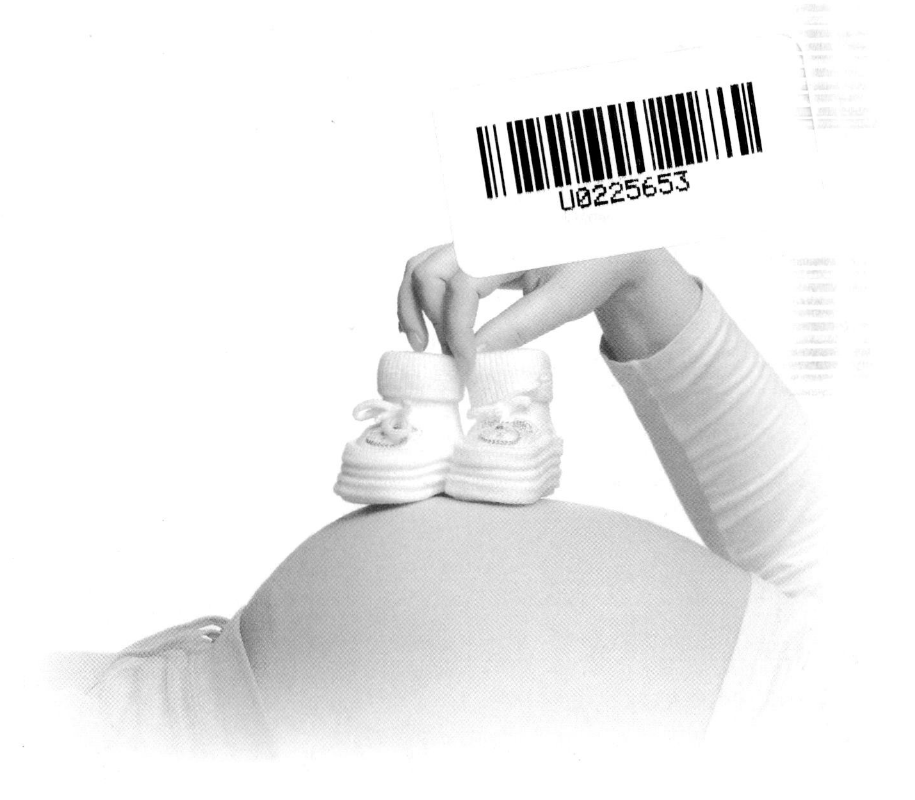

中国妇女出版社

图书在版编目（CIP）数据

40周怀孕全书 / 王晓梅主编. -- 北京：中国妇女出版社，2018.6
ISBN 978-7-5127-1568-4

Ⅰ.①4… Ⅱ.①王… Ⅲ.①妊娠期－妇幼保健－基本知识 Ⅳ.①R715.3

中国版本图书馆CIP数据核字（2018）第002824号

40周怀孕全书

作　　者：王晓梅　主编
责任编辑：王晓晨
封面设计：尚世视觉
责任印制：王卫东
出版发行：中国妇女出版社
地　　址：北京市东城区史家胡同甲24号　　邮政编码：100010
电　　话：（010）65133160（发行部）　　65133161（邮购）
网　　址：www.womenbooks.cn
法律顾问：北京市道可特律师事务所
经　　销：各地新华书店
印　　刷：北京通州皇家印刷厂
开　　本：165×235　1/16
印　　张：17
字　　数：245千字
版　　次：2018年6月第1版
印　　次：2018年6月第1次
书　　号：ISBN 978-7-5127-1568-4
定　　价：39.80元

目录 | Contents

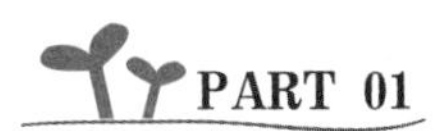

孕1月（0～4周）天使即将降临

PART 02

孕2月（5～8周）胎宝宝的心脏开始跳动了

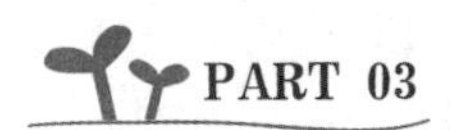

孕3月（9～12周）正式进入胎儿期

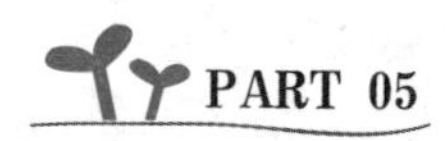

PART 05 孕5月（17～20周）妈妈能感觉到胎动了

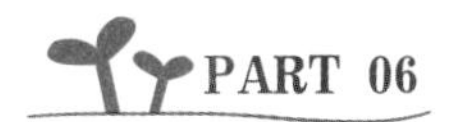

孕6月（21～24周）皱巴巴的“小老头”

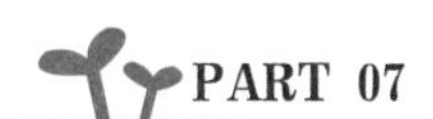

孕7月（25～28周）胎宝宝会睁开眼睛了

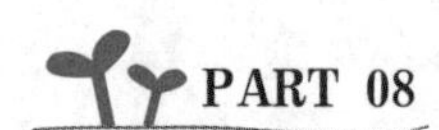

孕8月（29～32周）宝宝变“漂亮”了

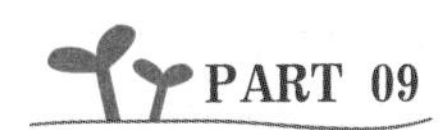

孕9月（33～36周）胎宝宝的发育基本完成

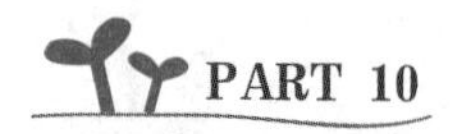

PART 10
孕10月（37～40周）胎宝宝已经做好出生的准备

PART 01

孕1月（0～4周）

天使即将降临

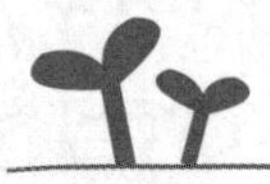

胎宝宝的发育情况

孕1月的胎儿身长已经增加到5毫米至1厘米，体重也增加至0.5克~1克，身体各器官已经出现了一定的发育变化，胎盘的雏形基本形成。

孕妈妈的身体变化

怀孕第一个月，妈妈从外表上看不出有什么变化，很多女性甚至没有自觉症状，此时母体的子宫也没有明显的大小变化，与怀孕前大致相同。

第1周　开启健康备孕生活

重视饮食习惯和食品安全

现在，大家对优生优育越来越重视，想要有个健康的宝宝，就必须做好怀孕初期的准备工作。

孕期的饮食营养，会影响到胎宝宝的正常发育，对出生后的宝宝的体质和智力更有非常大的影响。所以，此时的孕妈妈在饮食上就不能掉以轻心，首先要做的就是尽早改掉孕前的不良饮食习惯，这样既能保养好自己的身体，又能给胎宝宝创造一个安全健康的生长环境。

养成良好的饮食习惯

1.要保证三餐均衡的饮食。

好的饮食习惯是不挑食，不偏食。但并不是要求孕妈妈顿顿大餐来补充营养，而是说每天的饮食，要由能提供健康身体所必需的蛋白质、碳水化合物、维生素和矿物质等营养素的食物构成。

2.避免吃腌制食品。腌制食品中，亚硝酸盐、苯丙芘等含量较高，对身体很不利。

3.拒绝饮料和酒，少食用辛辣食物。

平时我们可能有很多嗜好，比如喜欢喝饮料、饮酒等。这些嗜好在平时似乎不是太大的问题，但是对于孕妈妈来说，这些嗜好会成为孕育健康宝宝的障碍。

比如，准妈妈食用过量的辛辣食物会加重孕妇的消化不良，造成便秘，严重时还会导致痔疮。

避免吃各种“污染”食品

食品本身不应含有有毒有害的物质。但是，食品在种植或饲养、生长、收割或加工、贮存、运输的环节中，由于环境或人为因素的作用，可能使食品受到有毒有害物质的侵袭而造成污染。孕妇经常食用被污染的食物会引起胎儿畸形。怀孕生活中，要重视饮食卫生，防止食物污染。

应该尽量选用新鲜天然食品，含食品添加剂、色素、防腐剂等多的食品就要不吃或者少吃了。

若食用了霉变食品，会发生急性或慢性食物中毒，严重时可殃及胎儿。

小贴士 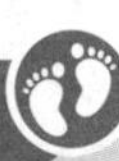

孕妈妈们为了宝宝更聪明健康，都会特别注意多吃水果，多喝汤来补充营养，要注意的是少吃高糖类水果，吃水果在两餐之间，汤在饭前喝。

蔬菜和水果营养丰富，但是要注意农药残留问题。在食用蔬菜、水果时，认真把食材清洗干净，一些直接入口不能去皮的品种，最好可以加盐或是小苏打浸泡，以避免农药污染。

要注意空气污染

近年来，空气污染成了人们非常关心问题，很多城市的空气对孕育健康宝宝十分不利，清澈的蓝天变得灰霾。相关研究表明，空气污染对于孕妈妈的危害，甚至比二手烟更大。

食物、饮料、药物等因素对胎儿产生的不良影响，孕妈妈可以选择和远离。空气污染是全球问题，一时难以解决。孕妈妈和胎宝宝只能面对现实，尽量想办法减少空气污染对自己和腹中胎儿的影响。

注意空气指数的报道

大气污染指数很高的天气，空气中烟尘指数和可吸入颗粒物指数过高，孕妈妈尽量不要到室外活动，将窗户关上在室内休息。若必须要外出，就戴上防雾霾口罩。

在合适的时间通风换气

早晨太阳还没有出来时，室外的空气并不新鲜，所以最好等太阳出来后再开窗换气，保证更多新鲜空气进入室内。

汽车尾气也应注意

驾乘私家车前要检查汽车排气系统是否正常。按时检测自己的车的尾气排放是否达标。尽量避免开车经过拥挤的街道，堵车时关严汽车玻璃和进风口。汽车停放在带门的车库中，一定要先把车库门完全打开，再发动汽车。

小贴士

1.孕妈妈应该尽量少在地铁、超市、KTV包间、电影院等空气不流通的场所长时间停留。

2.多散步对孕妈妈有很多好处，但是要选择公园等绿化好、空气质量好的地方，尽量不在马路边散步。

3.尽量有更多的时间到郊区等环境好的地方，呼吸新鲜空气，以保证胎宝宝健康。

避免噪声污染

从生理学观点来看，凡是会干扰人们休息、学习和工作的声音，被统称为噪声。这些噪声对人及周围环境造成不良影响就是噪声污染。噪声污染是环境污染的一种，已经成为人类的一大危害。

噪声污染对胎宝宝的危害

噪声会打乱孕妈妈的正常内分泌，使其脑垂体分泌过多的催产激素，易引起子宫收缩，导致流产、早产。噪声也会影响到胎宝宝的体重正常增长。

胎宝宝的内耳耳蜗是从孕妈妈怀孕的第20周起开始成长、发育的。一直处于成长发育阶段的胎儿的内耳耳蜗，非常容易被噪声损害。

高分贝噪声可以损坏胎儿的听觉器官，孕妈妈在怀孕期间接受过85分贝以上的噪声，宝宝出生后很可能失去敏锐的听觉力。

为了胎儿的正常发育，孕妈妈们要尽可能地远离嘈杂的环境，应为胎宝宝造就一个相对安静的环境。

尽量避免去机场、火车站、汽车站等噪声严重的地区，更不要在家里自己收听震耳的摇滚乐。

家用电器要选择质量好，噪声小的。

在家里挂个厚窗帘，因为选择一套质地厚实、褶皱多的窗帘，能有效吸除绝大部分噪声。

在怀孕期间，孕妈妈都喜欢听些胎教音乐，在听胎教音乐的时候把音量控制在10分贝～35分贝是比较合适的。

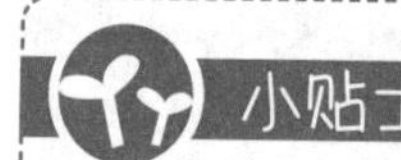

阔叶乔木和灌木可以用来降低噪声，特别是临街居住时窗台上养几盆龟背竹、金绿萝、常青藤、文竹、吊兰、秋海棠等都是非常好的选择。

调整好孕期心理状态

怀孕时如果压力过大，孕妈妈体内会大量释放出一种激素，可能会导致胎宝宝的先天缺陷，或者导致自发性流产。研究证实，孕妈妈的情绪会对胎宝宝的未来气质有很大影响。可见保持好心情对孕妈妈有多重要。

怀孕导致的体内激素的各种变化，会直接影响到孕妈妈的情绪，并且很难自我控制。

放松心情，乐观对待各种问题

怀孕后心理和情绪变化大，就比较容易出现剧烈孕吐和其他反应。几乎每个孕妈妈都会出现早孕反应。除了生理上的原因，心情影响十分重要，如果孕妈妈心理稳定，乐观开朗，相应的反应就不会那么剧烈，或者一段时间之后，就逐渐减轻。

遇到产前检查的异常情况时不要慌张，除了尽力配合医生找到最好的解决方案，调整好心理状态也十分重要。

与家人和谐相处

怀孕女性身体的各项机能发生变化，对生活的影响会很大，这时候容易出现婆媳、夫妻关系紧张的状况。好心情源于好的家庭氛围。孕妈妈遇事不要斤斤计较，对家人要善解人意，心存宽容和谅解。无关原则的事情就可以大事化小、小事化了，协调好家庭关系，对孕妈妈自己和胎宝宝的健康都有好处。

减少不良情绪刺激

有不良情绪时不要一个人生闷气、钻牛角，可以多和身边的朋友倾诉，因为倾诉本身就是

> **小贴士**
>
> 记心情日记是一个不错的自我调节办法。利用闲暇时间写下一段文字，画下几幅小画，留下一份长久的纪念。在以后的日子里，拿来与宝宝一起重温这些精彩的片段，是多么温馨幸福。

一种很好的缓解压力方式。另外少看惊险刺激的电影和电视。保持心情平和，生气和发怒对孕妈妈和胎宝宝的身心健康更是没有一点好处。

和准爸爸一起学习胎教知识

要知道，胎宝宝虽然是在妈妈的肚子里孕育长大的，可是和爸爸却有一种天生的亲密关系，孩子和父亲之间的天然亲密关系是任何人也代替不了的。所以，在妻子怀孕时，作为准爸爸的丈夫可不要以为胎教跟自己没什么关系，想要一个健康聪明的宝宝，想和宝宝更好、更融洽地相处，爸爸们就赶紧积极主动地与妻子一道对小宝宝进行胎教吧。

胎教最简单的方法是坚持每天对着宝宝讲话。爸爸每天可以在固定时间摸着孕妈妈的肚子和胎宝宝打招呼，讲故事或念儿歌，或者跟胎宝宝聊聊天，讲讲当天发生的有趣事情，这些对胎宝宝脑部发育都有很大的帮助。

音乐胎教

选择一些优美的音乐来听，可帮助刺激胎宝宝的脑部发育，孕妈妈也能获得良好的心境。

抚摸胎教

抚摸胎教能促进胎宝宝智力发育，也是加深父母与胎宝宝之间情感联系的有效方法。

情绪胎教

通过对孕妇的情绪进行调节，让妈妈忘掉烦恼和忧虑，创造清新的氛围及和谐的心境，从而促使胎宝宝的大脑得以良好的发育。

准爸爸和家人必须要了解一些妊娠相关知识，用良好的情绪和积极的态度鼓励、帮助和支持孕妈妈的日常生活，顺利度过妊娠期。

小贴士

如果孕妈妈在孕期生活不规律，会对胎宝宝出生后规律生活的建立产生影响，所以，准爸爸在胎教中，还有一项非常重要的任务就是帮助孕妈妈改变不良生活习惯，两人一起健康而规律地生活。

第2周　把握受孕好时机

如何测算排卵期

女人的月经周期通常是一个月，每月会排卵一次，排卵的那天就是“排卵日”。一般情况下，排卵日的前5天和排卵日的后4天，再加上排卵日当天，就是女人的排卵期。但并不是每个女人的排卵期都是10天。

这一个月中除了月经期和排卵期，其余的时间均可以称为安全期。安全期也不是绝对的，由于个人体质差异较大，这个所谓的安全期也只能作为一个参考。

如果月经周期规律，女性的排卵期一般在下次月经来潮前的14天左右。例如，以月经周期为28天来计算的话，本次月经来潮的第1天在12月2日，那么下次月经来潮是在12月30日（12月2日加28天），再从12月30日减去14天，那么12月16日是排卵日，排卵日加上其前5天和后4天，也就是12月11日～20日为排卵期。

小贴士

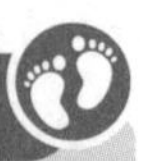

现在，有很多好用的排卵期小助手APP，通过记录并测算经期时间，可以较为准确地推算出排卵期日期。正在备孕的女性可以下载一款自己喜欢的APP使用。

如果经期不稳定的话，计算方法是以本次月经来潮第一天为基点，向后算天数：

排卵期第1天=最短一次月经周期天数−18天；

排卵期最后一天=最长一次月经周期天数−11天。

如何安排性生活

正在备孕的夫妻除了在身体上和作息上进行调理，一定都很关心如何安排性生活才能得到“好孕”。

在排卵期进行夫妻生活可以提高受孕的概率。一个月经周期规律的女性，其排卵的时间基本稳定。排卵可能在月经来潮后的第14天。

除了日期的推算来确定排卵期，我们也可以利用基础体温法来进行大致的判断。基础体温是指健康人清晨醒后的体温，一般来说它是一天中最低的体温。正常生育年龄的妇女，排卵后体温升高，并持续到下个月经周期开始。利用这一变化规律找到排卵期，进行性生活，受孕率会有很大提高。

卵细胞诞生后能存活12～24小时，精子进入到女性阴道中存活时间为1～3天，因此在排卵前3天或者排卵后一天内进行性生活是很容易受孕的。

如果在排卵前一周，每两天1次，就既能保证精子质量，也

小贴士

当男子精力不足时产生的精子质量差，不易受孕。

可以增大精子与卵子相遇的机会。性爱过后女性最好再躺一小会儿让“好孕”来临。

另外，可以观察阴道分泌物的变化来安排性生活。女性阴道分泌物随月经周期的不同时期而有规律的变化。在排卵期，黏液会变多，阴道内有潮湿感，黏液变清可以拉丝，这种黏液持续的最后一天，一般为排卵期。在其前3～4天和后5～7天安排性生活是非常好的时机。

孕期用药需谨慎

生病是不可避免的事情。孕妈妈在怀孕的过程中，也会出现各种疾病。

怀孕期用药需谨慎。有些药物会经过胎盘或经羊水进入胎儿体内，影响胎宝宝健康生长发育。有些药物可能会造成流产、畸形或生长发育迟缓等。所以孕妈妈用药，需要有医生指导，不能自行服药。

受精后3～8周这段时间，是胚胎各器官分化形成时期，极易受药物等外界因素影响而导致胎儿畸形，属“致畸高度敏感期”。这一阶段内，孕妈妈更应慎重。

因为怀孕早期药物对胎宝宝的影响最大，而怀孕一般要到末次月经的4～5周后才能够发觉。准备要宝宝的夫妻们要提前打算，从计划怀孕前3个月就开始慎重使用药物。

小贴士

有些孕妈妈认为，怀孕后就不能服用任何药物，这其实也是一个误区。孕期要在医生指导下，遵医嘱安全用药，一般对胎宝宝影响不大，不必讳疾忌医。

如何记录孕期和胎教日记

记胎教日记是一件非常美好的事情。日记的形式内容可灵活多样一些，比如，记录下每天的怀孕生活、自己的感受、想对宝宝说的话等，还可以写一些新学的孕产期生理保健、营养膳食及常见病防治知识，把自己认为有意义的事情记录下来。

但是，要注意以下几点不要遗漏：

1.月经日期。

2.各种反应的起始、消失日期，明显的反应症状。

3.第一次胎动的日期。如果做了胎动监护，则记录每日胎动的次数。

4.孕期出血。孕早期、孕中期、孕晚期的出血都须记录，出血量及持续时间也不能遗漏。

5.孕期患病须记录起止日期，主要症状及用药品种、剂量、天数、副作用等。

6.如若不慎接触到有害、有毒物质，要确切记录下有害、有毒物质的品种，接触时间，不良反应等情况。

7.若有接受放射线，如X线、CT检查或者其他放射线，要记录照射部位及时间。

8.重要化验及特殊检查的结果要进行记录。比如血常规、血型、肝功能检查、B超检查、胎儿监护、胎盘功能检测等，这些都是非常有价值的资料。孕妈妈一定要妥善保存各种化验单和孕

在胎教日记里，还可配有一些照片，不一定全是孕期照，随时拍下的风景、美食等各种好玩有趣的情景，都可以放到胎教日记里。

期检查结果。

9.在孕期做好自我监护，如体重变化、孕后期的胎心监测等，最好是自制表格逐项定期记录。

孕育宝宝这段人生的特殊时刻，带给孕妈妈心理上的感受是前所未有的，孕妈妈写胎教日记是留给以后的纪念，也是一个认识自我、超越自我的学习过程，是孩子长大成人后送给他的最好礼物。

第3周　耐心等待好消息的到来

孕期运动好处多多

怀孕期间的运动对胎宝宝和孕妈妈有多方面的好处。

对胎宝宝的好处：运动为孕妈妈大脑提供充足的氧气和营养，有益物质通过胎盘进入胎宝宝体内，让胎宝宝更好地生长发育。运动中可以摇动孕妈妈子宫内的羊水，像是给胎宝宝做按摩一样，让胎宝宝的大脑发育更好，出生后会更聪明。母亲适量的有氧运动可让胎儿避免营养过剩，出生时不会超重，宝宝长大后也不会过度肥胖。

对孕妈妈的好处：运动能促进血液循环和新陈代谢，增强心肺功能，改善睡眠，减轻孕后期腰腿酸痛，预防或减轻下肢水肿。运动让孕妈妈的体力更好，肌肉弹性增加，分娩更顺利。

散步

散步是最适合孕妈妈的活动，散步的好处在于它可以让孕妈妈保持健康，增强心血管功能，又不会扭伤膝盖和脚踝。散步可以在整个怀孕期间进行，是很安全的活动。

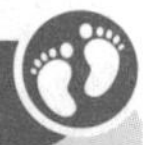

小贴士

孕妈妈在运动期间不能过度疲劳，也不要运动时间过长。孕妈妈不宜做大量出汗的运动。限度是以不累、轻松舒适为宜。孕妈妈在运动期间要注意补充水分。

游泳

游泳可以锻炼臂部和腿部肌肉，对心血管也很有好处。游泳还有一个好处，随着怀孕而身形日益庞大的孕妈妈，在水里骨骼关节的压力会减小，觉得自己不再那么笨重。

瑜伽

瑜伽可以保持肌肉张力，让身体更加灵活，关节承受的压力也很小。

伸展运动

伸展运动可以保持身体的灵活，放松肌肉，预防拉伤。如果孕妈妈能够把伸展运动和增强心血管功能的运动结合起来，进行全面的锻炼，就更好了。

补充叶酸可防胎儿畸形

叶酸是一种水溶性B族维生素，是人体必需的营养素，它参与人体许多重要物质的合成和代谢。人体内叶酸总量5毫克～6毫克，人体不能自己合成叶酸，所以只能从食物中摄取，并消化吸收。

叶酸是胎儿发育不可缺少的维生素。孕早期体内缺乏叶酸是神经管畸形的主要原因。神经管畸形是一种严重的出生缺陷疾病。主要症状包括无脑畸形和脊柱裂在内的中枢神经系统发育畸形，居于婴儿出生缺陷的前位。神经管缺陷儿通常发生流产、死胎、死产、新生儿死亡等情况，即使是存活下来的宝宝，以后也往往遗留严重终身残疾。

在备孕期和孕早期适当地补充叶酸，可以确保胎儿的健康，并有效减少胎儿神经管畸形。

准备怀孕的女性，应在医生指导下提前补充叶酸，增补叶酸在孕前3个月至孕后 3 个月内进行，一般每天增补0.4毫克叶酸就可以了。另外，曾生育神经管缺陷儿的高危人群应按医嘱增加补充叶酸的剂量。

小贴士

叶酸对胎宝宝非常重要，但并非补充得越多越好。孕妈妈最好能在医生的指导下服用叶酸制剂。叶酸用量过大会引起微量元素锌的缺乏，多吃水果、蔬菜可起到辅助补充叶酸的作用。

补叶酸是两个人的事

叶酸是DNA合成的必需物质，备孕期缺乏叶酸易导致胎宝宝的生长发育有缺陷，为了宝宝的健康，在备孕期间就要开始补充叶酸。一般来说，女性要在怀孕前3个月，在医生的指导下补充叶酸。

男性作为繁衍后代的另一半，其身体状况对优生优育也具有相当重要的作用。在女性补叶酸的同时，男性适当补叶酸对未来胎宝宝发育也非常有好处。

对于计划想当爸爸的男性来说，如果体内叶酸浓度不足，精子活动能力会下降，这样就不利于成功受孕了。如果爸爸体内叶酸充足，精子畸形的比例会大大

小贴士

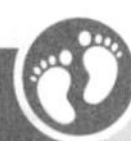

男性在补充叶酸时，也可以适当多吃一些香蕉、草莓、橙子，补充胡萝卜素、锌、维生素A、维生素B_6等，它们都可以提升男性精子的数量和质量，促进精子和卵子很好地结合，从而形成优质的受精卵。

降低。

总之，计划怀孕中的男性和女性要一起补叶酸才好。

富含叶酸的食物推荐

叶酸对胎宝宝的健康非常重要。那么，什么食物含叶酸比较多呢？叶酸天然广泛存在于动植物类食品中，在日常食材中，叶酸来源还是很丰富的。

绿色蔬菜：莴苣、菠菜、龙须菜、油菜、小白菜、扁豆、豆荚等。

新鲜水果：橘子、草莓、樱桃、香蕉、柠檬、桃子、李子、杏、杨梅、海棠、石榴、葡萄、猕猴桃、梨等。

动物食品：动物的肝脏、肾脏，禽肉及蛋类，如猪肝、鸡肉、牛肉、羊肉等。

豆类、坚果类食品：黄豆、豆制品、核桃、腰果、栗子、杏仁、松子等。

谷物类：大麦、米糠、小麦胚芽、糙米等。

其中特别推荐的几种食物如下：

燕麦：燕麦是营养成分相当高的全谷类食品，除含有丰富的B族维生素，所含叶酸成分较高，做成粥类或将之混入白米饭中食用都是不错的叶酸摄取方式。

西蓝花：西蓝花对孕妈妈来说是非常好的食物，热量极低，含有丰富的叶酸，其纤维多的特性也能改善孕期便秘的困扰，是孕期食材的最佳选择。

胡萝卜：胡萝卜不但含有丰富的胡萝卜素，具有抗氧化的活性，所含叶酸也十分丰富，直接搅打成果汁饮用，是最直接摄取多量叶酸的方式。

猕猴桃：猕猴桃不仅叶酸含量较高，还含有丰富的维生素C，能使叶酸稳定，提升人体对叶酸的吸收利用率。

各种食材所含叶酸量如下表所示：

食材	叶酸含量（微克/100克）	食材	叶酸含量（微克/100克）
鸡肝	1172	花生	108
干香菇	135	菠菜	100
茴香	121	紫菜	152
核桃仁	103	鸡蛋	110
猪肝	425	燕麦	190
西红柿	132	油菜	149
豌豆	113	西蓝花	120
黄豆	181	胡萝卜	67
鸭蛋	125		

小贴士

孕妈妈孕期饮食需要注意以下几点：

1.新鲜蔬菜不宜久放。

2.淘米时间不宜过长。

3.熬粥时不宜加碱。

4.做肉菜时切碎末、细丝或小薄片，急火快炒能有效减少营养流失。大块肉、鱼应先放入冷水中，用小火煮至熟透。

5.少吃油炸食品。

含锌丰富的食物对胎宝宝的益处

孕妈妈缺锌会降低自身免疫能力，容易生病，妈妈生病自然会殃及胎宝宝的健康。另外，缺锌会造成孕妈妈味觉、嗅觉异常，引起食欲减退、消化和吸收功能不良的问题，这样营养供给跟不上又会影响胎儿发育。

血锌水平还会影响到孕妈妈子宫的收缩。在血锌水平正常情况下子宫收缩有力；反之，子宫收缩无力会影响正常分娩。

孕妈妈缺锌会严重地影响胎儿后天的智力及记忆力。生出来的宝宝身材矮小、体重不长、头发稀萎枯黄，还会影响味觉功能，出现拒食或异食症。所以锌对于孕妈妈和胎宝宝来说，是如此的重要。

一个正常的成人每日锌的摄入量为16毫克～20毫克，以维持基本的机体需要。孕妈妈对锌的需要量要高出普通人一倍才行，不然就属于缺锌状态了。为了给孩子一个健康聪明的大脑和健全的身体，孕妈妈在孕期应重视锌的摄入，有意识地多吃含锌丰富的食物。

小贴士

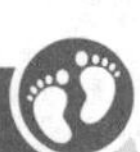

锌补充一定要适度，摄入过多也会造成中毒，影响其他营养素的吸收。体内过多的锌还会抑制白细胞的吞噬与杀菌作用，使免疫功能低下。孕妈妈要注意粗粮、精粮合理搭配，因为小麦在磨去了麦芽和麦麸成为精面粉时，所含的锌已大量损失。

大多数孕妈妈可以通过饮食途径补锌，经常吃些苹果、葵花籽、蘑菇、洋葱、香蕉、卷心菜及各种坚果、牡蛎、动物肝脏、肉、蛋、鱼以及粗粮、干豆等含锌丰富的食物，效果都会不错。核桃、瓜子等含锌较多，可以当作零食来吃，都能起到较好的补锌作用。

感冒对孕妈妈和胎宝宝的不良影响

发烧感冒是最常见的疾病，但是怀孕期间感冒的孕妈妈就会担心因此影响胎宝宝。孕妈妈的身体容易疲劳，抵抗力减弱，所以比平时更容易感冒。

一般的感冒，只是打喷嚏、鼻塞、不发烧，症状较轻，应多喝水，多睡觉，用药之前应先咨询医生。

如果孕妈妈患的感冒由流感病毒引起，应引起注意，有些流感病毒可能会影响胎宝宝器官发育，造成胎宝宝畸形或先天性缺陷。若孕妈妈感冒有发烧症状，并且在39℃以上，应及时去医院。

怀孕中期，孕妈妈感冒给胎宝宝带来的影响已经不是很严重了，因为这个时候胎宝宝的心脏发育已经逐渐稳定，感冒对胎宝宝的影响几乎减至最低。

整个怀孕期间，药物不容易被排泄和解毒，会有蓄积性的中毒现象发生。在孕早期，服用一些感冒药物对胎宝宝器官的发育会有一定的影响。在孕期，特别是孕4周前最好不要服用感冒药。

有效预防和积极治疗孕早期感冒

孕妈妈是感冒的易感人群，但是孕期感冒药又不能随便服用，所以，孕妈妈们做好预防工作，才是战胜感冒的硬道理。

远离传染源是拒绝病毒入侵的好办法。这些场所大多都比较拥挤、嘈杂，空气也比较污浊，病原微生物密度自然也远高于其他地区，孕妈妈抵抗力低，易被传染。在公共场所停留过久，会在不经意间接触到病毒导致感冒。

怀孕期间尽量不接触感冒的病人，家中居室要经常通风换气，温度、湿度适宜，经常用醋熏蒸房间，保持良好的心境，增强对疾病的抵抗能力。

适量的运动能提升孕妈妈的抵抗力，散散步、爬楼梯等都可以起到锻炼全身的作用。保持适度的运动量可让身体更有活力。

适当多晒太阳也可提高人体对气候变化的适应性。孕妈妈提高自身免疫力，感冒自然没办法来侵袭了。

手部是接触病毒的间接途径，孕妈妈要保持洗手的好习惯。

坚持用盐水漱口、冷水洗脸可以很好地预防感冒。

孕妈妈患了一般的伤风感冒，切记必须在医生指导下用药，千万不要擅自使用抗生素和感冒药。

感冒后，孕妈妈要多休息，因为睡觉能够帮助身体的自我恢复。另外就是多喝水。鲜榨的橙汁含有丰富的维生素C，感冒时喝一杯温热的橙汁会让孕妈妈感觉舒服一些。

小贴士

经常搓搓手可以起到预防感冒的作用，因为搓手能舒经活络，促进血液循环，这样可以提高孕妈妈的免疫力，抵抗感冒病毒入侵。

热水泡脚对预防感冒也很有效果。每晚用较热的水泡脚15分钟，水量要没过脚面，泡后双脚要发红。

第4周　怀上了吗

如何推算预产期

怀孕之后，孕妈妈们都想准确地知道自己的预产期，知道自己最可能在什么时候分娩，为宝宝的降临做准备。

那么预产期怎么计算呢？医学上规定从末次月经第一天的日期算起，整个孕期共为280天，共40周。

预产期的计算方法是：

预产期为末次月经的月份+9/−3，日期+7。

例如，孕妈妈的末次月经为2017年3月20日，预产期在2017年12月27日。

预产期是根据准妈妈最后一次月经情况推算的分娩时间，并非绝对准确，宝宝在预产期的前两周或后两周内出生都属于正常。

如果妈妈在怀孕前月经周期不规律或周期较长，预产期最好就以B超检查为准。一般B超检查也会有误差。

如果实在记不清末次月经日期，可根据胎动日期作大概计算。一般胎动日期在怀孕后的18～20周，再加上20周就能推算出大约的预产期。

怀孕有哪些征兆

在受孕的第一个月，孕妈妈可能不会感觉到新生命的开始。这时候身体会有一些重要的征兆来提醒怀孕了。

停经：怀孕最明显的信号就是停经。健康女性的月经按月来潮，如果过了期还不来，首先可以想到已有怀孕的可能。

疲劳：怀孕的一个早期症状就是疲劳。在怀孕初期，体内激素的增长让人感到疲乏，没有力气想睡觉。

频繁去洗手间：膨胀的子宫会给膀胱造成压力，所以怀孕的另一个征兆就是频繁地跑洗手间，在怀孕初期许多人都有尿频的情况。

呕吐：呕吐是一个众所周知的怀孕信号。呕吐的现象可能在怀孕的第一个星期就出现了。很多人吃早餐的时候会呕吐，也就是晨吐。有的孕妇会在下午或晚上有呕吐感，还有一些妈妈整天都想吐。少量多餐可以减轻这种症状。

情绪化和易怒：突然增加的激素，让孕妈妈的情绪大起大落。

怀孕时女性分泌人绒毛膜促性腺激素，简称HCG。HCG在女性的血液和尿液中都存在，验孕棒通过内置的HCG抗体与尿液产生的反应判断是否怀孕。在月经迟来一周后用清晨第一次尿液进行测试，可以检测是否怀孕。

乳房胀痛：乳房的胀痛通常会比腹部的变化出现时间更早。

体温高：怀孕会使人体温度变高。如果在正常温度下感到有点儿热，应该量一下自己的体温。如果你的体温较平常略高，并持续两周时间，这证明你的身体正在发生一些变化，或许就是怀孕了。

一般来说，过了一周没来月经，医生就能查出怀孕的征象。

孕早期腹痛

怀孕期间的腹痛是很常见的现象。孕早期腹痛的原因很多，有些是怀孕时的正常生理现象，有些则代表严重的疾病，一般分为两种，一种是生理性腹痛，一种是病理性腹痛。

生理性腹痛

在怀孕初期，很多孕妈妈都会感觉到肚子痛。这是因为怀孕后子宫增大，韧带被牵拉会有肚子疼的情况发生。这种疼痛多发于下腹部子宫一侧或双侧，呈牵涉痛、钝痛或隐痛，走较远的路或者变换体位时，疼痛会变得更明显。通常这种疼痛并不会很严重，可能会造成一些不适，但不会影响日常生活。

病理性腹痛

1.如果孕妈妈在刚怀孕时出现下腹部疼痛，首先应该想到是否为妊娠并发症。常见的并发症有先兆流产和宫外孕。阴道点状出血或腹部明显下坠感，就可能预示着先兆流产，此时应该及时就诊。如出现单侧下腹部剧痛，伴有阴道出血或出现昏厥，可能是宫外孕，应立即到医院就诊。

2.在孕期前几个月，如出现阵发性小腹痛或有腰痛、规则腹痛、骨盆腔痛，要及时去医院检查。

小贴士

孕妈妈在怀孕初期的生理性腹痛，要注意饮食调养，以清淡、易消化为原则。随着孕早期的结束，不适会自然消失。另外要少活动、多卧床、不行房事、勿提重物，并补充水分。如果疼痛加剧或有持续出血，需要立即就医。

避免宫外孕

宫外孕又叫异位妊娠，是指胚胎着床发育的地方在子宫以外，如输卵管、卵巢、腹腔等地方，而不是在正常的子宫内。

宫外孕因为胚胎发育的位置不正常，所以导致了胎儿无法健康成长，同时也会引起母体的病变及伤害，那要怎样避免宫外孕呢？

备孕期及早治疗妇科炎症

诱发宫外孕的最常见原因是慢性盆腔炎，特别是输卵管炎，输卵管炎可使管腔变得狭窄，受精卵很难由此进入宫腔，只好在输卵管或卵巢安家落户了，所以备孕期防治输卵管炎很重要。有附件炎、盆腔炎病史者，有输卵管手术史者，不孕症患者，曾有宫外孕史者都属于宫外孕的高危人群。

不要抽烟、酗酒

尼古丁和酒精成分会影响输卵管纤毛的摆动，诱发宫外孕的发生。抽烟、酗酒女性的宫外孕的概率最高可达平常人的4倍。

避免多次人工流产

据相关数据显示，反复人工流产者容易导致宫外孕。女性人工流产次数越多，患宫外孕的概率越大。

避免长时间地服用避孕药

避孕药会影响雌激素、孕激素的水平，继而影响输卵管壁的蠕动、纤毛活动以及上皮细胞的分泌。如果激素失调，将会影响受精卵的运送，易引起输卵管妊娠。

小贴士 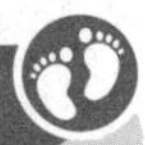

凡育龄女性，如果出现停经或阴道不规则点滴出血，一定要及时去医院检查，排除宫外孕的可能。

选择适宜的衣服与鞋子

孕妈妈穿衣服有很多讲究，不小心穿错了衣服，可是会伤害到肚里的胎宝宝的，在怀孕期间穿衣服不能马虎大意。

孕妈妈穿孕妇装的时候要视自己的情况来定，有些孕妈妈到孕七八个月才开始穿，有些人是因为腰腹部变化比较大，穿常规的衣服可能会影响到腹中胎宝宝的发育，很早就开始穿了。孕妈妈如果感觉到所穿的衣物腹部或者其他部位有些紧，就要考虑购置孕期衣物了。孕妇装不一定要去专门的母婴用品店购买，怀孕的女人也可以更美，背带裤、宽大的外套并不一定是孕妇的固定形象。一些时尚简约宽松的常规款衣服也非常适合孕期的女性。

购买孕妇装时，有下面几点需要注意：

1.颜色。色调明快、柔和甜美的图案能让孕妈妈精神振奋，有利于母体和胎儿的身心健康。

2.款式。上小下大的“A”字形款式的衣服会让隆起的腹部显得不太突出，下摆宽大，能够很好地显示立体感。裤子要偏肥些。

3.面料。纯棉或丝绸织品。内衣要选用纯棉针织品，以防引起皮肤过敏或乳头堵塞、发炎。

由于孕期容易体热、出汗，所以最好选购质地为天然纤维的衣物，如纯棉、羊毛、亚麻等都是有利于通气降热的材质。夏季选用易穿脱、易清洗、吸湿性能好的服装；冬天衣着要轻而暖，注意不让腹部和腰腿受寒，最好选用保暖性能好的面料。

内衣、内裤不要太紧，内裤最好选用肥大宽松些且能把肚子及臀部完全遮住的款式，裤带也要松紧适度，这样才有利于孕妈妈的身体健康，也有利于胎儿的生长发育。

关于鞋、袜的选择也应注意。孕妈妈可以穿底软、后跟2厘米左右的鞋。那些漂亮的高跟鞋、长筒靴会让孕妈妈加重腰酸、腹坠感，还易绊倒摔伤，怀孕后最好就不要穿了。另外，因为孕妈妈会逐渐有弯腰困难的问题，不系鞋带的鞋子穿脱起来会更方便。宽松的袜子不会影响下肢血液循环。

小贴士

不管选择怎样的衣着，孕妈妈一定要注意腹部的保护，选择腰部有松紧带或是系带的裤子，这样可以进行自由调节。裤子系得过紧会让增大的子宫不能上升而变成前凸，造成悬垂腹，导致胎位不正，易发生难产。

为什么怀孕偏爱吃酸

民间有“酸儿辣女”一说，其实这个依据并没有科学道理。那么，为什么很多人在怀孕后喜欢酸性食物呢？其实这是孕妈妈的生理和营养需求决定的。怀孕后，母体和胎儿的胎盘会分泌一种叫作人绒毛膜促性腺激素的物质，会抑制胃酸分泌。胃酸减少就会使消化酶活性降低，胃肠的消化吸收功能受到影响，孕妈妈就会有恶心、呕吐、食欲下降等妊娠反应。

而酸味食物能刺激胃分泌胃液，提高消化酶的活性，促进胃肠蠕动，有利于食物的消化和吸收，食欲自然而然也就提高了，所以多数孕妈妈都爱吃酸食。

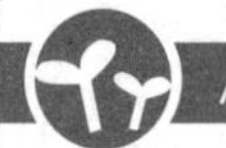

小贴士

人工腌制的酸菜、醋制品虽然是酸的，但其中维生素、蛋白质等多种营养损失量大，腌菜中的致癌物质——亚硝酸盐含量较高，过多地食用对孕妈妈、胎宝宝健康都没有好处。

孕妈妈爱吃酸的食物对胎宝宝的骨骼发育有好处。酸性物质能提高膳食中钙质的溶解度，利于吸收，帮助胎儿骨骼的形成和发育。

许多富含维生素C的水果都是酸的，维生素C能够增加母体抵抗力，促进铁吸收，并对胎儿形成细胞基质、产生结缔组织、心血管生长发育、造血系统健全都有着重要作用。

喜欢吃酸食的孕妈妈最好选择既有酸味又营养丰富的新鲜水果，比如西红柿、樱桃、杨梅、石榴、柑橘、葡萄、青苹果等。

PART 02

孕2月（5～8周）

胎宝宝的心脏开始跳动了

胎宝宝的发育情况

孕2月时，胎儿身长可以长到2厘米～3厘米，体重增加到4克左右，身体的内脏器官已经开始分化。

孕妈妈的身体变化

怀孕第二个月，母体开始出现微妙的变化，虽然腹部还不突出，但是早孕反应很明显，有的孕妇还会出现胸胀、尿频等现象，大部分孕妇已经知道自己怀孕了。

第5周 宝宝来报到啦

如何确认怀孕

怎样才能知道是否已经怀孕了呢？一般来说，基本上有三种方法可以确认。

早孕试纸法

用早孕试纸测试怀孕。一般在同房后的10～14天就能够通过尿检测出来是否怀孕。需要注意的问题是：在测试的时候要用晨尿；还应注意在睡前少喝水，让尿液浓度浓缩，早上检测时，尿液里面含的激素的水平会高一些，这样能够保证检测准确性高。

基础体温测定法

这是最简单的方法，具体做法就是：每天早晨醒来后，在不活动、不说话、不喝水的情况下测体温。人体在怀孕后孕激素水平会增高，促使体温升高，但是这种情况下体温升高得并不是非常的明显，大约上升0.3℃。这就需要长期坚持测体温才能发现体温变化。

如果孕妈妈坚持测量体温，体温一直都比之前高的话，那可能就是怀孕了。

小贴士

怀孕后因为体内激素失调，孕妈妈的情绪会出现大起大落的情况，其实人生就是不断学习的过程，做一个新妈妈也是如此。对于情绪上的起伏，妈妈们可以进行自我调节，保持良好的心态，为迎接宝宝的出生，从心理上和知识上做好准备。

B超检查法

进行B超检查可以说是确定怀孕的最科学的方法了。一般是女性在感觉月经推迟了一周后，怀疑可能是怀孕，就可以去做B超检查，这个时候做的检查结果基本上能够明确地看到妊娠环和胎心搏动。做B超的好处是能够知道怀孕的天数，看出胚胎发育是否与停经天数相符合。

孕妈妈尽量保持良好而稳定的心情

怀孕是一个幸福的过程，同时对于孕妈妈来说也是一个身体和精神都要经历考验的过程。在怀孕过程中，孕妈妈的身体会发生无数细微的变化，肯定会有各种身体和心理上的不适应，对此，孕妈妈们一定要记住的就是：心情放轻松！因为绝大多数的孕妈妈都会安然度过孕期的。

一般说来，由于怀孕后女性激素的变化，孕妈妈的情绪也会随之起伏，甚至是大起大落。特别是在孕早期，很多妈妈有食欲不振、恶心、呕吐等反应，有的人会出现情绪波动、易于激动、烦躁或落泪等现象。有的孕妈妈可能说："我知道哭泣、难过对宝宝都不好，可有时我就是莫名其妙地想哭。"这是正常现象，因为怀孕使孕妈妈体内激素发生了很大的变化。

小贴士

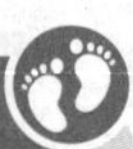

怀孕后也要保持适当运动量，可以利用饭后休息时间散散步，做些可以承受且没有危险的简单运动。工作时每隔一小时左右应站起来活动一下。

很多人在怀孕前并没有想到原来怀孕是这么不舒服，因为没有充分的心理准备，很难一下子调整过来，情绪低落是常有的事。保持愉快的心情对孕妈妈而言特别重要，孕妈妈心情好坏，对腹中胎宝宝的性格形成有直接影响。孕妈妈情绪不稳定，烦躁不安，可使胎宝宝胎动次数明显增加，胎儿出生后也容易爱哭闹，不易喂养。

孕妈妈在妊娠期应处于稳定、正常的情绪中，把自己的情绪调节到最佳的状态，不要过于焦虑、悲伤和愤怒，给胎宝宝提供一个心平气和的生长发育环境。

怀孕了还能开车上班吗

怀孕后日常生活会有一些变化，一些开车上班的孕妈妈可能就会有这样的疑问："孕妇能开车吗，会不会产生危险，应该注意哪些问题呢？"

对此，医生的建议是：通常在孕早期和孕晚期是不主张开车的，在孕中期若是孕妈妈身体条件允许，可适当地开。

小贴士

在开车和坐车时，孕妈妈都要系好安全带。合适的系法是把安全带从大腿和腹部之间穿过，紧贴着身体，让安全带的肩带置于肩胛骨的地方，不要紧贴脖子，还要注意肩带要穿过胸部中央，腰带避开隆起的肚子，放于腹部下方。

在孕早期，很多孕妈妈都处于"反应期"，经常出现头晕、恶心、呕吐这些不舒服的症状，会让注意力不集中，反应会变慢，所以在此阶段开车很容易出现判断上的错误或追尾等事故。

在怀孕后，情绪容易激动或精神紧张的孕妈妈更要尽量少开或者不开车，因为这样会增加子宫收缩、阴道不规则出血，甚至导致流产的发生。

长时间的震动可引起流产，尤其是在遇到突发状况时，很容易出现交通事故，甚至造成胎宝宝的早产。

在身体情况相对稳定的孕中期，身体条件允许的孕妈妈可以适当地开车。要注意的是开车时间不能过长。开车时避免紧急制动或者紧急转向。

孕妈妈最好不要开新车、坐新车。因为一般新购置的车，里面皮革、化学溶剂等气味很重，空气污染严重，孕妈妈较长时间地待在车里相对封闭的空间里，对健康还是有影响的。

工作中的注意事项

刚怀孕的孕妈妈，既要上班又要忍受着孕早期的妊娠反应，这其中的辛苦是常人不能体会的。那么，工作中的孕妈妈就要学会让自己能比较舒适地上班。

合理安排工作

怀孕后尽早向单位领导和同事讲明状况，以便安排工作。回家后尽可能早些休息，保证有足够的时间休息，不要熬夜，以保证第二天有一个好的工作状态。

根据身体情况合理安排时间。大多数人都是早上比较有精力，下午容易疲劳，那么就可以在早上做重要的事，下午做些比较轻松的事。

孕早期比较容易疲劳，工作比较累的时候，可以短暂地休息一下。暂时放下工作，到外面走走，或者是静坐一会，闭目养神都能缓解工作疲劳。

学会释放压力

压力对于常人影响不大，但是对孕妈妈和胎宝宝却会产生负面影响，所以孕妈妈要选择合适的工作量，对工作保持热情。

遇到不顺心的事情，要学会放轻松，可以向朋友和家人说一说。

可以根据自己怀孕的情况来调整自己的座椅，尽量让自己能够坐得更舒服。如果上班需要长时间坐着，可以在背后加个靠背枕，以便坐得更舒服，找一个合适的纸箱等物品垫脚，让腿部抬高，这样还能防止腿部水肿。

做好解决妊娠反应的措施

空腹易加重妊娠反应，上班时可以带些饼干等小食品，如果感到恶心，在不影响工作的情况下，随时吃一点儿。还可以准备一些柠檬糖，也可以缓解孕吐。如果身体内水分不足，则恶心的症状就会更严重，要多喝温水，保证体内水分充足，就会不容易产生孕吐反应。

小贴士

孕妈妈在工作中一定要注意防辐射。现在大多数工作都离不开电脑等电子产品，那么就要做好防辐射的措施，一是穿防辐射防护服；二是在使用电脑时最好与电脑保持一臂之隔，不要站在电磁波辐射严重的主机侧面或后方。使用笔记本电脑的辐射比台式机要小得多。

第6周　早孕反应开始了

孕早期要注意的身体变化

怀孕初期胎儿还很小，因为胚胎是在形成受精卵之后一段时间才在子宫内膜着床的，所以一般怀孕的女性没有自觉症状，有的反应也不明显，孕妈妈们需要谨慎对待。

小贴士

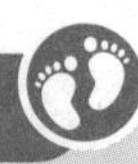

怀孕后容易出现便秘问题，所以孕妈妈要注意补充水分，不能因为有孕吐症状就减少喝水量。要养成规律排便习惯，适度运动可帮助肠胃蠕动。

在怀孕期间，孕妈妈的皮肤会发生很大的变化。有的人以前脸上有暗疮，可是在妊娠初期却消失了，脸变得干净了。有的妈妈由于激素的原因，皮肤色素沉淀导致长出了暗疮。

在怀孕初期，许多孕妈妈都有尿频的情形，甚至有人会频繁到每小时跑一次厕所。这是一种自然现象，孕妈妈们不用太紧张，也不用专门去治疗。

在怀孕初期，许多人感到疲乏没有力气，想睡觉。不过这个时期不会太长，很快就可以过去。

有些妈妈在怀孕的1～2周时，胃口开始改变，比如很想吃带酸味的东西，平常喜欢吃的东西突然不爱吃了等。这个症状一般经过半个月至一个月就会自然地消失。

在怀孕后乳房会增大，乳头周围深黄色的乳晕上小颗粒显得特别突出，有饱满和刺痛的感觉，比未怀孕时坚实、沉重。这一症状是为后面的哺乳做准备，孕妈妈们不用担心。

怀孕后由于体内的激素改变，黄体素分泌增加，使得阴道内的分泌物增多，这属于正常现象。孕妈妈要注意的是，如果分泌物是奶酪状、泡沫状或脓状，颜色改变为乳白色、黄绿色或绿色，有怪味，有外阴部瘙痒症状时，可能是阴道感染，必须及时治疗，不能忽视。

怀孕后激素分泌发生改变，孕妈妈的牙龈易发生肿大、容易流血，因此，若本身有不少牙菌斑的女性，进入孕期后，牙龈红肿、流血症状会更加明显。所以，在怀孕后要更加注意口腔卫生。

了解妊娠反应

在孕6周左右时，孕妈妈体内人绒毛膜促性腺激素（HCG）增多，胃酸分泌减少及胃排空时间延长，从而导致头晕乏力、食欲不振、喜酸性食物或厌恶油腻、恶心、晨起呕吐等一系列反应，这些反应统称为妊娠反应。

妊娠反应在怀孕8～10周达到高峰，孕12周左右自行消失。这些都是普通的妊娠早孕反应，孕妈妈出现这种反应时，不需要过于焦虑，因为正常的妊娠反应一般不会给孕妈妈和胎宝宝的健康造成危害。

大部分怀孕的妈妈基本上都不能避免妊娠反应，只是有的人反应小，有的人反应比较明显。通俗地讲，就是不一样的个体，反应的程度也不一样。

正常来说，妊娠反应一般不会给日常生活造成影响。如果孕妈妈的妊娠反应过于强烈，影响到正常生活，就需要及时就医了。

因为妊娠反应过于强烈，出现妊娠剧吐等严重症状，会影响孕妈妈对营养的吸收，时间久了会造成孕妇营养不良、抵抗力下降、体重降低等问题，甚至出现脱水或酸中毒等情况，危害孕妈妈和胎宝宝的安全。

小贴士

妊娠反应难受的时候也要保持愉快的心情，可以通过一些饮食上的小细节来调整，从而减轻妊娠反应。

1.少量多餐，但要避免空腹。

2.适当补充维生素以及矿物质，维持自身营养的平衡。

3.食物尽量清淡，不吃太咸、太油腻或有特殊气味的食物。

4尝试吃一些薄荷糖、果仁以及葡萄干等。

5.苏打饼干、面包等食物可降低孕吐的不适。

6.吃完点心后，过一小时再喝水。

7.注意多补充水分，避免脱水，香蕉、运动饮料可帮助补充体内电解质。

妊娠剧吐是怎么回事

妊娠剧吐是指孕妇妊娠5～10周频繁恶心呕吐，不能进食，排除其他疾病引发的呕吐，体重较妊娠前减轻5%以上、体液电解质失衡及新陈代谢障碍，需住院输液治疗。

妊娠剧吐与普通呕吐不一样，主要表现为频繁恶心呕吐，不能进食，导致孕妈妈发生体液失衡及新陈代谢障碍，严重时甚至会危及生命。

出现轻症妊娠剧吐时，孕妈妈不要太过紧张，可在医生指导下通过饮食进行调节，选择爱吃的食物。需要注意的是，要选择含有丰富的糖类和维生素的食品，要容易消化吸收。饮食原则遵循少食多餐，每次进餐后可以静卧片刻，必要时可在医生指导下服用镇静止吐药。

重症妊娠剧吐的妈妈，需要休息或住院治疗。必要时要采取输液疗法来补充水分，增加营养，纠正脱水和酸中毒。孕妈妈要在呕吐停止后再进食，看症状减轻情况来逐渐增加进食量。

在孕期出现了妊娠剧吐，排除了其他疾病原因后，孕妈妈要以平常心对待，应该尽量放松心情，鼓励自己保持好心情，配合治疗继续坚持妊娠。要对自己和胎宝宝有信心，相信只要度过这个阶段一切就会好起来。

如果经过了各种努力仍然无法缓解妊娠剧吐，这样的情况已经威胁到孕妈妈的身体健康，对腹中的胎宝宝可能也造成了一定的影响，就要听从医生的建议考虑是否放弃妊娠了。

小贴士

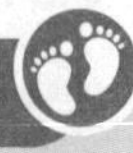

妊娠反应严重的孕妇可以精心给自己准备一些易于下咽的食物，水果、酸奶等都是孕吐期间极受欢迎的食物，因为孕妈妈在没有食欲的情况下也能很容易吃下这些食物。

超声检查的重要性

超声显像检查现在已成为产科临床工作中不可缺少的手段之一，几乎每个孕妈妈都做过超声检查。超声检查对于孕妇健康和胎儿健康有着很重要的作用，孕妈妈不能忽略这项检查。

怀孕5～6周时进行超声波检查非常重要，通过超声波反应，可以确定是否为宫内或者宫外妊娠，胎囊的位置，胎心、胎芽情况。

超声检查在每一次定期的产检中都会有。这是直观反映胎儿成长情况以及母体健康的一种医学措施，通过超声影像能够看到肚子里胎宝宝的发育情况，孕妈妈子宫内的情况，比如体内是否有盆腔积液，羊水量多少，所以孕妈妈们对于每次超声检查都要重视。

超声图像可以看到肚里宝宝是否畸形，早期的葡萄胎等问题也可以通过超声检查出来。

通过超声检查，能够看出胎儿成长情况，可以帮助确定分娩期。

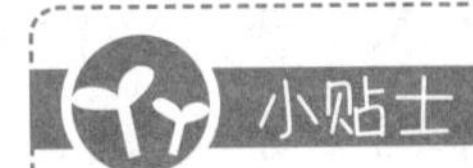

一般来说，每个月孕妈妈都需要做一次详细的产检，通过超声检查来看宝宝的成长情况是否达标。

养胎可使孕妈妈及胎宝宝均获益

孕期前3个月是胎宝宝各个器官成型的时期，也是胎宝宝最为脆弱的时期，各种外来因素很容易影响到胎宝宝的安全和健康。这3个月最难熬，也是最危险的3个月。怀孕之后，孕妈妈们一定要学会好好养胎。

养胎并不单单指生活习惯的改善或饮食营养的补充，养胎需要生活习惯和饮食营养“双管齐下”才更有效果。

饮食方面

妈妈的营养摄入是胎宝宝成长所需的养分来源。简单来说，就是孕妈妈吃什么，胎宝宝就吸收什么。孕妈妈们，如果你想要宝宝出生之后先天体质棒棒的，就要在怀孕期间做好饮食管理，提供给宝宝既正确又充足的养分。

在怀孕期间，孕妈妈需要有意识地补充养分。天然钙质可以避免孕妈妈钙质流失，骨质疏松，提供给宝宝骨骼成长所需的钙质。

生活和运动

孕早期应该劳逸结合，养成良好的生活起居习惯。怀孕之后继续工作的孕妈妈们，不管是从事长时间坐着或站着的工作，都不能太操劳。如果孕妈妈太过于劳累，会增加早产的风险。所以，孕妈妈若感觉身体很疲累，一定不能硬撑着，要及时休息。

怀孕早期，孕妈妈应该选择慢一些的运动，坚持适当的有氧运动。避免剧烈的运动让子宫受到震动造成流产。

在怀孕前坚持进行体育健身的准妈妈，怀孕后也应按身体条件进行适当运动；如果妊娠前从不锻炼的妈妈，怀孕后没有必要突然参加健身运动，激增的活动量也会引起身体不适应，对胎儿不利。

小贴士

要真正保证胎儿的健康发育，营养补充工作从怀孕前就要开始。孕妈妈妊娠期一定要合理营养，平衡膳食。

特别要注意，改掉爱吃甜食的习惯，防止患上孕期糖尿病。

第7周　开始食欲不振

妊娠期的用药原则

妊娠期是一个特殊的生理时期。孕妈妈服用药物时，一些药物可直接作用于胚胎，对胚胎的发育产生影响。有的药物虽然本身没有致畸作用，但是会通过母体发生变化而间接影响胎儿。妊娠后孕妈妈体内的酶有一定的改变，对某些药物的代谢过程有一定的影响。药物不易解毒和排泄，会有蓄积性中毒现象，在孕早期胚胎器官形成时，药物对胎儿有一定的影响。所以，为了胎宝宝的健康安全，孕妈妈在妊娠期一定要坚守用药原则。

1.在医生指导下用药，避免不必要的用药。

2.用药前应详细阅读药物说明书，检查是否标注“孕产妇慎用”和“孕产妇禁忌”。

3.减少种类。能用一种药物就不要用两种或多种药物。

4.谨慎使用对胎儿有无不良反应尚不确定的新药。

5.注意药物使用剂量，严格掌握药物剂量和持续时间。

6.防病为先，妊娠早期尽量不用药。

7.如果必须使用对胎儿有害的药物，应在医生的严格指导下使用，并综合考虑各种副作用。

在妊娠期，孕妈妈用药虽然有一定的风险，但并不是所有药物都不能用。应在医生指导下用药，合理规避各种风险。

孕妈妈每日需要摄入的营养量

在怀孕期间，孕妈妈们会特别容易饿，这是正常现象，因为胎宝宝生长发育需要的所有营养都需要从妈妈那里获得，孕妈妈的营养摄入是否充足，关系着自己的身体健康，还决定着宝宝是否能健康地成长。怀孕后妈妈吃的食物要尽量做到品种齐全，要吃好主食，同时副食也要多样化，保证足够的营养。

孕妈妈一天食物建议量：谷类200克～250克，薯类50克；蔬菜类300克～500克，其中绿叶蔬菜和红黄色等有色蔬菜占2/3以上；水果类200克～400克；鱼、禽、蛋、肉类（含动物内脏）每天总量150克～200克；牛奶300克～500克；大豆类15克，坚果10克；烹调油25克，食盐不超过6克。

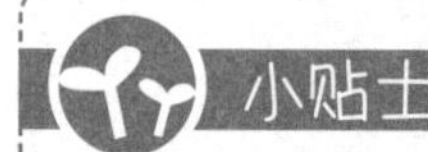

有的女性怀孕后会拼命吃水果，这种做法并不科学，因为水果中富含维生素的同时，糖分的含量也很高，孕期饮食糖分含量过高，可能引发妊娠期糖尿病或其他疾病。

孕妈妈补充营养不能盲目，否则不利于自己和胎儿的健康。另外，孕妈妈怀孕前的营养状况，与新生儿的健康也有着非常密切的关系，如果孕前营养状况良好，则新生儿健康活泼，很少生病，智力发育也会相对比较好。

减少先兆性流产现象的发生

妊娠于28周前终止的现象，我们称为流产。流产发生的原因很多，孕妈妈出现阴道流血的现象时应想到有流产可能。

会出现先兆性流产的原因主要有两大类，一是因为染色体的异常，二是因为母体的因素。除去基因问题，因为母体的原因流产是可以避免的，所以，孕妈妈需要做好预防措施：

在怀孕早期，孕妈妈尽量少到公共场所去，避免病毒及细菌的感染，也要避免接触苯、汞、放射线等有害的化学物质。

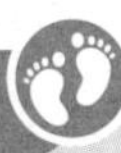

小贴士

子宫的先天缺陷也是引起先兆流产的原因，如先天性子宫畸形、子宫黏膜下肌瘤、宫腔粘连等，所以为了避免出现流产，应重视孕前体检。

性生活的机械性刺激和精液中的前列腺素，会引起子宫的频繁收缩，以致流产，怀孕早期应避免房事。

怀孕后要避免吸烟、酗酒、过量饮用咖啡等。

精神因素也会导致流产，如过度恐惧、忧伤、愤怒等，怀孕后的妈妈要保持心情愉快。

另外，如果之前有过流产史，应及时到医院检查，查清引起流产的原因，无论是夫妇哪一方有问题都要及时治疗，问题解决后再要孩子。如果是因为急性传染病发生的流产，必须等到痊愈后一段时间才可怀孕。

何时应绝对避免性生活

对于孕早期能否进行性生活的说法人们持不同看法，那么，到底在孕期什么时候不能进行性生活呢？

大多数医生和专家的建议是，孕早期不宜进行性生活。这是从孕妈妈和胎宝宝的状况考虑而给出的建议，各位孕妈妈一定要注意这个问题。

怀孕初期是整个孕期最关键的时期。怀孕前三个月，是身体最不稳定的时期，此时孕妈妈的内分泌机能发生改变，胎盘还没有分泌足够的维持妊娠的激素，胚胎组织附着在子宫壁上还不够牢固。若在此期间进行性生活，很有可能会因动作不当或过度兴奋，使子宫受到震动，让胎盘脱落、引起孕妇的盆腔充血、机械性创伤或者子宫收缩而诱发流产。

这段时间最好不要进行性生活，即使需要也要注意轻柔、适度，并且持续时间不宜过长。如果孕妇出现不适应的感觉，一定要马上停止。

另外，妊娠中期虽然允许进行性生活，也不能过于频繁。宫颈口松弛，有过流产、早产经历的孕妈妈最好不要进行性生活。

第8周　情绪不稳定的孕妈妈

孕妈妈的情绪反应

情绪化、“女王病”、抑郁、焦虑、压力大、负荷过度，都是孕妈妈在怀孕后容易出现的情绪反应。怀孕后，孕妈妈对分娩的恐惧、对宝宝健康的担心等问题会让她出现焦虑、不确定等情绪，这是一种普遍且正常的心理反应。

孕妈妈的情绪变化快速，并且很多时候感觉自己难以控制，比如会没来由地哭泣，有焦虑感等情况，在整个妊娠期中均可能发生。

孕妈妈情绪的变化，就像月经来潮前的变化，比如会为怀孕期间可能出现的危机担心，即将为人母担心做得不够好等，都会突然影响情绪变化。因为身份特殊，大家都会给妊娠阶段的准妈妈们很多的关心、照顾，作为孕妈妈本人，不能产生唯我独尊的“女王病”，有必要适当克制自我宠爱的心理，保持理智心态。

安胎食谱

其实，并不是只有服用安胎药物才能安胎，健康的饮食能够让胎儿健康成长，孕妈妈在每日饮食中有针对性地食用安胎食物，也可以帮助安胎。提供几款简单好做的食谱，孕妈妈可以根据自己的口味选择安胎食谱。

红糖糯米粥

材料：糯米100克、红糖适量。

做法：

1.糯米淘洗干净，用清水浸泡。

2.锅内放入清水、糯米。先用旺火煮沸后，再改用文火熬煮至粥成，再用红糖调味即可。

鲫鱼姜汤

材料：鲫鱼1条、生姜6克、盐、味精各适量。

做法：

1.鲫鱼去鳞和内脏，冲洗干净。

2.生姜去皮洗净，切丝。

3.鱼放入锅中，加姜丝，盖上锅盖，隔水炖2小时后加盐、味精调味，稍炖片刻即可。

羊肉红枣汤

材料：羊肉300克、姜2~3片、红枣10颗、米酒1.5大匙、盐1/4小匙。

做法：

1.羊肉洗净切成3厘米小块，放入滚水中汆烫备用。

2.姜去皮、切片；将羊肉、姜片、红枣分别放入锅中，

3.加入米酒、盐和水，炖煮至肉软烂。

莲子糯米粥

材料：莲子50克、糯米100克、白糖适量。

做法：

1.用温开水泡软莲子，去掉皮、绿心，清水洗净。

2.糯米淘洗干净，清水浸泡1~2小时。

3.将莲子、糯米放入锅中，加清水适量，放置在火上，煮成粥，加适量白糖调味即可。

小贴士

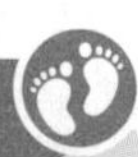

孕妈妈感觉情绪不好时，可以适当给自己做做简单按摩，按按脸部，特别是太阳穴和颈部，能够有效减轻压力，缓解紧张情绪，还可以改善失眠。

孕妈妈的心情对胎儿有很大的影响，能保持心平气和的好心情更有益于胎儿的健康。多学习了解相关的知识，知识储备越多，内心越强大，越有助于孕妈妈渐渐摆脱不良心理，多多吸收正能量，让自己不被各方言论所误导。另外，情绪不好时，孕妈妈也不要对自己的情绪化过分自责，要知道这些都是怀孕期间的正常现象。学着多多与人倾诉，讲出自己的感受及压力，会感觉舒服很多。

正视孕期身体不适

怀孕后，孕妈妈的身体会出现各种不适症状，如尿频、孕吐、胃口改变、水肿、抽筋、腹部疼痛、腹胀，心情焦虑等。面对各种问题，孕妈妈要有耐心，找背后的原因，使用各种办法缓解这些孕期身体不适。

据调查，“尿频”是孕妈妈最容易产生的症状与困扰，位居所有孕期症状第一。这是因为怀孕后子宫慢慢变大时，会压迫到膀胱，使孕妈妈产生尿意，进而发生尿频。怀孕的前3个月，孕妈妈特别容易变得尿频。对此，孕妈妈不要太过焦虑，尿频是孕期中很正常的生理现象，要做到适量补充水分，但不要过量或大量喝水。有尿意时一定要上厕所，不憋尿，以防膀胱发炎或细菌感染。

怀孕时期由于孕妈妈体重增加，体内激素改变，整个身体都会有些微水肿、韧带松弛等现象发生。有些孕妈妈常会因腹部疼痛、腹胀、腹部紧绷等不舒服而感到焦虑、担心，这些症状也都属孕期的正常现象，孕妈妈们不必过于担心。

怀孕后，孕妈妈因为身体和生理原因，特别容易受到周遭事物的影响而导致心情起伏不定。面对一个即将降临的新生命，孕妈妈特别是新手妈妈可能会有许多担心，其实只要定期做产检，这些担心都是多余的。孕妈妈在怀孕期间要放松心情，对自己、胎儿都会有信心，以平常心看待这个正在孕育的小生命。

小贴士

孕期适度运动能有效控制体重过快增长，可以让肌肉张力维持良好的状态，促进血液循环，还可以缓解腰酸背痛、水肿等各种孕期不适。

远离过敏食物

怀孕以后，孕妈妈的身体比平常更加敏感，很容易出现各种过敏症状。许多之前并不严重的过敏反应也会在怀孕期间变得更严重。对于孕期过敏，预防是最好的办法，孕妈妈要尽量减少接触引发过敏的物体。致敏食品很可能会引起流产、早产，导致胎儿畸形等多种恶性后果，因此，有过敏体质的女性，在怀孕时的饮食一定要谨慎，一定要远离那些易致过敏的食物。

黑鱼是孕妇很好的补充蛋白质和DHA的食物。但是如果孕妈妈以前没吃过黑鱼，或者属于过敏体质，黑鱼还是不要吃为好，否则可能出现呕吐、腹泻等症状，会让孕妈妈和胎宝宝都面临危险。

孕妈妈吃虾对自己和宝宝都有好处。虾体中含有一种“异形蛋白”，这种物质经人体吸收后，有人会产生皮肤过敏现象，如果孕妈妈对虾有过敏等反应，则不适宜吃虾。

杧果好吃不贵，但是对杧果过敏的孕妈妈要注意。杧果中含有一种叫蛋白酶的物质，对人的皮肤、血管等有一定的副作用。过敏体质的孕妈妈食用会出现呕吐、腹痛、腹泻的症状，同时还出现头疼、全身发痒、四肢及口舌发麻等过敏症状，严重者还会出现呼吸困难、休克等，一定要谨慎。

小贴士

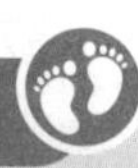

生蚝、生鱼片这些美味可能是有些孕妈妈在怀孕之前喜爱的生食，怀孕后为了胎宝宝和自己的健康安全，一定就管住嘴。生海鲜可能存在细菌或寄生虫，应该避免食用。

孕妈妈的食材要仔细清洗，避免材料上残留的农药引发过敏。另外要少吃甜食，避免生痰诱发气喘，摄入太咸的食物也不好，会增加支气管负担，引发过敏反应。

尽量减少或避免食品添加剂。食品添加剂容易诱发皮肤过敏，应该尽量避免食用加工食品、油炸类食物、辛辣食物，多吃天然的食物。

尽量少用清洁剂

我们居家生活中用来打扫卫生的清洁剂品种繁多，它们大多是以石油化工产品为原料，再加入各种添加剂制成的。不仅是孕妈妈，就是普通人过多、过长时间用这类清洁剂，也会造成皮肤粗糙、红肿等问题，有些产品会刺激呼吸道。因为这些产品都含有化学稀释剂和大量氯化物，氯化物过量能伤及肝和免疫系统，会损害女性的生殖系统，严重的甚至会影响生育能力。

一般孕妈妈在洗碗时都会用到洗洁精，在打扫卫生时会用到清洁剂，所以最好戴上手套避免直接接触，并且要保持打扫的环境通风。在使用清洁剂时，要特别注意的问题是不能混用不同种类的清洁剂，比如漂白水加上盐酸等酸类清洁剂会产生有毒氯气。

我们日常生活中用得最多的清洁剂可能就是洗洁精了。其实有些餐具不是非得用洗洁精清洗不可。比如盛放粥、饭、水果、凉菜的碗盘，在用完后直接用水冲就干净了。

不油腻的菜盘只要一块洗碗布加上热水，不使用洗涤剂也能清洗干净。如果遇到非常不好洗掉的污垢再用洗洁精，洗后用水多冲几次。

小贴士

孕妈妈要谨防生活中的有害物质，使用安全的用品，例如苏打粉、茶粉等替代清洁剂，像洗洁精、衣物柔软剂、香水、指甲油、胶水、油漆、汽油、这些常见的挥发性有机化合物，长期使用都会影响腹中宝宝的健康发育。

孕期如何选用化妆品

一般来说，医生是不建议孕妈妈过多地使用化妆品的。因为很多化妆品中含有铅、汞成分，经常使用可能对胎儿造成不良影响。但是爱美之心人皆有之，每个女人都希望自己在各个时期都是美丽的。女性在怀孕时，体型和容貌会发生变化。由于体内激素水平变化，皮肤也会变得敏感。恰当地修饰自己，会令孕妈妈看起来更加美丽和自信。

孕妈妈可以选择纯天然、无添加、性质温和、适合孕妇使用的化妆品。这类化妆品对孕妈妈和婴儿的刺激较少，会更安全。化妆后要记得彻底卸妆，让皮肤

小贴士

在各种化妆品中，孕妈妈应该尽量少用口红。因为嘴唇涂抹口红以后容易吸附空气中的有害物质，如果随着唾液侵入体内，易使胎宝宝受害。所以，孕妈妈最好不要涂口红，尤其是不要长期涂口红。

好好透气。

有的妈妈会在怀孕期间选购那些婴儿能用的护肤品，但是这些产品是针对小宝宝们娇嫩完美的肌肤而研发的，很难达到孕妈妈想要的护肤效果。一定要注意的是，含酒精、激素、重金属、矿物油及化学香精等成分的化妆品，是孕妈妈不能使用的产品。

怎样选择防辐射服

电子产品已经深入到我们的日常生活中，辐射也随之充斥在我们的周围，怀孕后如果孕妈妈长期处于辐射中会严重影响胎宝宝的生长发育，因此买防辐射服就成了一件重要的大事。购买防辐射服的时候要根据以下几点来选购。

选择正规产品

防辐射面料品种很多，有镀膜型、多离子型、金属纤维型等。建议购买前先了解防辐射面料类型与特性，认真查看已购买方的评论作为参考，选择适合自己的防辐射面料类型。

穿脱方便

因为大多数孕妈妈在孕期只购买一件防辐射服，所以在选购防辐射服时，考虑到日后孕妇腹部腰围的增加，应选择可以调节和方便穿脱的款式。

防辐射效果检验

挑选防辐射服时，可以把手机严密地包裹在防辐射服中不透缝，用另外的电话对其进行拨打，提示无法接通，说明已将信号屏蔽。

还有一种比较直观的判断方法是“屏蔽手机干扰实验”。把电脑的音箱打开，手机在音箱附近拨打电话会有“嗒嗒”的脉冲干扰声，这时把防辐射衣服挡在手机和音箱中间，继续再拨打电话，干扰声消失了说明防辐射服屏蔽掉了手机产生的电磁波干扰。

小贴士

很多妈妈生了宝宝后为了避免浪费，会把自己穿过的防辐射服送给亲朋好友使用，事实上，经过10个月的使用后，防辐射服内部的金属纤维已经有磨损了，防辐射效果已经降低，所以不建议使用二手的防辐射服。

孕期不能使用的抗生素

抗生素，即我们平时所说的“消炎药”，它不仅能杀灭细菌，对霉菌、支原体、衣原体等其他致病微生物也有良好的抑制和杀灭作用。

孕妈妈使用抗生素一般有三种类型：

1.可用，这类对胎儿无损害或损害甚微。

2.慎用，这类对胎儿有损害，必须用时可短疗程、小剂量使用。

3.禁用，这类对胎儿损害严重，绝对不能使用。

一般地说，对胎儿较安全的抗生素有青霉素类，如普鲁卡因青霉素、氨苄西林等。另外林可霉素、红霉素、头孢氨苄等也是较安全的。对孕妈妈和胎儿来说，不安全的抗生素有庆大霉素、阿米卡星、四环素、米诺环

小贴士

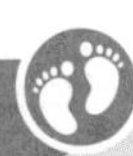

感冒是孕妇常见的疾病，体温38.5℃以下时可以在家服用感冒清热冲剂、板蓝根冲剂；咳嗽加用止咳药，注意成分中不要含有麻黄碱（可引起宫缩）。

素、土霉素、金霉素这些。据研究，庆大霉素、阿米卡星对胎儿有致畸作用。四环素、米诺环素、土霉素、金霉素对胎儿有一定危险，一般情况下孕妈妈是不能使用的。

妊娠期绝大多数抗生素能不用则不用。如果孕妈妈必须使用抗生素，也要遵医嘱，掌握用药时期、剂量及给药途径，切忌滥用抗生素。

学会记录孕期日记

怀孕日记就是孕妈妈把妊娠期间所发生的与孕期保健有关的事情记录下来。写怀孕日记可以帮助孕妈妈掌握孕期活动及变化，帮助医务人员了解孕妈妈在怀孕期间的生理及病理状态，为及时处理异常情况提供依据，可以减少因记忆错误而造成病史叙述不当及医务人员处理失误。记录怀孕日记时再写上一些孕期心情文字，还能够让你在以后有一个美好的孕期回忆！

怀孕日记内容要简明、准确，下列重要内容切不可忘记：

★末次月经日期。

★早孕反应的起始与消失日期，有哪些明显的反应。

★第一次胎动的日期与以后每日的胎动次数。

★孕期出血情况，记录出血量和持续日期。

★若孕期患病，则应记录疾病的起止日期、主要症状和用药品种、剂量、日数、副反应等内容。

★有无过敏史，如食物过敏或药物过敏。

★有无接触有毒有害物质及放射线。

★重要化验及特殊检查结果，如血尿常规、血型、肝功能、B超等。

★如曾经有过情绪激烈变化或性生活，也应加以记录。

小贴士

孕妈妈在记录孕期日记时，可以再专门准备一个记事本，将自己怀孕过程中的疑问记录在本上，便于就诊时及时咨询医生。并将医生的回复记录在案，以便于提醒自己在日常生活的注意事项。

孕期可以做瑜伽吗

在我国，人们普遍认为怀孕后不应进行体育活动，以免摔倒或扭伤腰而引起流产。事实上，大多数流产都是胚胎发育不正常的后果。平日习惯于锻炼的女性，在孕期根据自己的体力和爱好做一些运动量不大的活动是必要的，也是安全的。适当的体育活动可以促进新陈代谢，增强心肺功能。锻炼全身特别是腹壁、腰背的肌肉，有利于分娩；户外运动能呼吸新鲜空气，沐浴阳光使体内产生维生素D，加强食物中钙、磷物质的吸收和利用，以供母体和胎儿骨骼的发育。

并不是每一种运动都适合孕妇去做，应以安全、效果好、轻松快乐的全身运动为宜，如有氧运动。如果是太过剧烈的运动，造成体内氧气不足及肌肉疲劳，反而会得到相反效果。有的医疗机构配合妊娠进程设计了不同孕周的孕妇瑜伽课，能起到增强体质、锻炼肌肉、减轻水肿、纠正胎位、促进胎头入盆等作用，是孕期很好的运动项目。

另外，放松是孕妈妈健康的前提，很多孕妈妈都是第一次怀孕，所以整个孕期都处于紧张状态。而孕妇瑜伽不但能锻炼孕妈妈的身体，有助于生产，还有改善情绪、调节心情的作用。

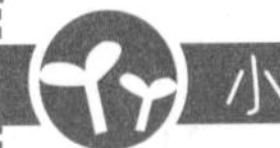
小贴士

孕期怎样掌握运动强度呢？一般以不感到疲劳为度；脉搏一分钟跳动不要超过140次。也可在运动停止后15分钟之内，心率能恢复到运动前的水平作为衡量运动量适度的标准。

选定称心的产检医院

怀孕是独一无二的，不管你具备多少怀孕知识，接受定期产检绝对是必需的。定期产检，不仅仅是量量体重和血压、检测胎儿、验验尿而已，更重要的是发现问题，解决问题，让你准确地了解胎儿的现况，在心理层面上，给你一种安定感，让你能坦然地面对怀孕期间的种种不适。

一般来说，大型综合性医院的产科和专业的妇幼保健院都能保证孕妈妈安全度过孕期，顺利生产。怀孕后，你需要综合考虑后选定一家称心的产检医院。以下几点可供参考：

首先，一定要去正规大医院或正规专业医院，还要注意了解、比较医院妇产科的医疗设备和服务水平，以及是否提供人性化的、优质的孕期和围产期医疗保健服务，如很多医院产科设立了孕妇学校、准爸妈课堂等。

其次，选择医院时要考虑位置远近。怀孕后，孕妈妈每个月，甚至每周都要到医院做产前检查，如果距离较远或交通不方便，对孕妈妈来说都是很大的负担。

再次，根据家庭的实际经济状况做选择。

最后，孕妈妈在进行选择的时候，还可以向一些有经验的妈妈们咨询一些详细情况，或者搜索一些妈妈帮或群进入聊天，了解身边有宝宝的妈妈们在生产时对医院的评价，这些都非常有利于选中一家比较理想的产检医院。

小贴士

健康检查的目的是妊娠期间的母子健康管理。虽然总是在说妊娠不是病，但是有时会伴随妊娠出现并发症。另外，胎儿是否顺利成长也必须要接受健康检查才能知道。健康检查对于妊娠伴发疾病的早期发现和治疗起着重要作用。孕期应该坚持做产检。

PART 03

孕3月（9～12周）

正式进入胎儿期

胎宝宝的发育情况

怀孕到第3个月，此时胎儿的成长非常迅速，身长大约9厘米，体重大约20克，头部已经长大，内脏器官更加发达，建立了胎儿自身的血液循环。

孕妈妈的身体变化

怀孕3个月的妈妈，腹部有些隆起，子宫已经开始增大，随着子宫压迫直肠现象的出现，孕妈妈会出现排尿次数增多的现象。

第9周　试着减轻妊娠反应

学会减轻孕期疲倦

妊娠让孕妈妈身体承受着额外的负担，特别容易疲倦。很多孕妈妈觉得自己大白天就想睡觉，夜晚也要比平常睡得更长些，还有的人会感到头晕乏力。这种疲倦感在孕早期和孕晚期特别明显，也是一种正常现象。孕妈妈要学会自己调整，减轻疲倦感。

早睡并养成每日午睡的习惯，可以满足身体的自然需求。坚持工作的孕妈妈应该会体验到，即使只是短短15分钟的午间小睡，也能起到很好的缓解作用。

根据身体状况调整每天的时间安排。妊娠反应出现后，可以取消不必要的应酬活动，缩短每天的工作时间，让自己多休息。

从饮食上进行调理。放弃垃圾食品，健康的饮食结构可以给身体提供合理的营养支持，帮助孕妈妈度过这段难熬的时间。

把饮食调整为蔬菜、水果、粗细粮搭配，脱脂牛奶和瘦肉、蛋、豆类等食物也必不可少，这样的饮食会让孕妈妈们觉得更有精力。喜欢零食的孕妈妈们可以把水果和酸奶这样的健康食品当零食来吃，尽量减少或者戒掉咖啡和浓茶的摄入。另外，孕妈妈们每天还需要喝够足量的水，确保自己不会脱水。

放松心态是减轻疲倦的好办法。早期的疲劳让孕妈妈难受，

小贴士

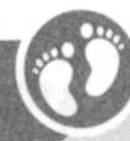

感觉疲倦时，孕妈妈可以想象自己在喜欢去的地方，在脑海里浮现出美好的景色，像海边、小溪、高山、一望无际的草原等，都可以让人感到精神饱满、心旷神怡。

但是你要知道过了孕早期后很快就会到达整个怀孕过程中最舒服的孕中期，妈妈也会重新恢复精力。在工作间隙稍稍活动一下，伸伸懒腰，做做深呼吸，会让身体更放松，帮助摆脱疲劳感，更轻松地度过这段时期。

坚持合理的锻炼。可选择去环境好的场所散步，散步这样的适度锻炼会让孕妈妈们感觉更舒服。

感觉状态不好时，可以跟好友家人聊聊天。因为聊天是排解烦恼，交流体会的好方法，可以释放和减轻心中的种种忧虑，而且在聊天中还可获得一些新鲜的信息。说不定，在轻松愉快的聊天中，孕妈妈就忘却了身体的不适。

孕妈妈做家务的合理化建议

一些孕妈妈在孕后还是会做一些简单的家务，因为适量的运动对孕妈妈和胎宝宝都有好处。

怀孕后在做家务时，要考虑到目前的身体状况，体型、动作的灵活性都不如怀孕之前，所以不能以未怀孕前的标准来要求自己。

孕妈妈做家务时，要以“缓慢”为原则，选择不直接压迫到肚子的姿势。

小贴士

孕妈妈容易脚部抽筋或水肿，所以做家务站立一段时间后要适度休息。坐着休息时让脚放在椅子上，将双腿平抬伸展，还可以在双腿下加垫枕头。

孕妈妈在做家务时不能像未怀孕时那样长久地工作，最好不要长时间站立，时间以15～20分钟为好。

有些孕妈妈在怀孕初期因为妊娠反应对油烟味非常反感，所以不适合到厨房做饭或洗碗，以免引起不适。

在做家务时，需要爬高的活儿，孕妈妈就不要去尝试了。在孕早期尽量少用力提重物，这时受精卵刚刚在子宫内着床，过度用力或者是受外力重刺激，容易引起腹部酸痛，易致流产。

许多孕妈妈在孕初期的反应十分严重，根本无法做家务。这时候就需要准爸爸和家人分担家务，让孕妈妈好好休息了。

如何选择上下班的交通工具

很多孕妈妈在怀孕期间依然到单位上班，因此，选择什么交通工具上下班成了她们必须解决的问题。

步行：若孕妈妈住得离单位不远，在走路不超过半小时的距离内，毫无疑问步行上班就是首选了。步行上班的好处在于不但让孕妈妈呼吸到新鲜的空气，而且还能预防静脉曲张和痔疮的发生，并且有利于顺利分娩。

小贴士

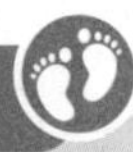

孕妈妈走路上班时，行走速度不要太快，要穿软帮的低跟鞋，这样的鞋子轻便、合脚，可以减少脚部压力。

自驾车：自己开车上班的好处是方便、快捷，时间比较容易掌握，但是要注意的是孕妈妈开车时最好不要采用前倾姿势，防止子宫受压迫产生腹部压力导致流产或早产。另外，孕期还在上班的孕妈妈容易疲劳，开车时需要精神集中，这样疲劳感就会加强，所以选择自驾车的孕妈妈要量力而行。

公交车或者地铁：以公交、地铁为上下班交通工具的孕妈妈，要注意不要站在门口位置，以防上车和下车的人群拥挤而受到推搡或挤压；没有座位时要抓好车椅扶手或竖杆。

在保证安全的情况下，可以骑自行车。在不存在高危流产因素的情况下，妊娠初期和中期的孕妈妈可以适当骑自行车出行，因为在孕期只要避免剧烈运动和过度疲劳，适当的运动不会有危险，还有助于增强心肺功能，对孕妈妈有益。

不能用药物抑制孕吐

大部分孕妈妈在怀孕初期都会有明显的早孕反应，我们目前还没有有效抑制孕吐的药剂，在出现孕吐症状时，孕妈妈不宜擅自使用药物抑制孕吐。

妊娠呕吐是胚胎为了避免受到有毒物质的危害而进行的一种自卫反应，所以说如果是轻度呕吐，对于胎儿健康基本没有什么损害。

我们平时食用的肉类、蔬菜，因为水土环境或者农药等问题，可能含有对人体有微弱危害的毒素。这些毒素对正常人来说没有大的威胁，但对怀有身孕的妈妈来说就有问题了，这些毒素进入胚胎，会对胚胎健康发育非常不利，为了保护自己，胚胎通过分泌比正常高5倍左右的雌二醇与黄体酮两种激素，让孕妈妈的呕吐中枢格外敏感，闻到不利的气味就发生呕吐反射，这样就能最大限度地避免毒素对胎宝宝的干扰。

小贴士

孕妈妈发生妊娠呕吐时要注意多喝水帮助代谢，降低血液中孕激素和黄体激素的浓度，加速体液循环从尿液中排出，补充水分还可以避免孕妈妈因剧烈呕吐而导致身体脱水，以降低身体的不适。多喝水是缓解妊娠呕吐的一个简便有效的方法。

在此期间孕妈妈保持良好的心态，可以吃些清淡和有助于缓解呕吐的食物，必要时可接受医师的指导。如果每天孕吐次数过多，身体会因此很虚弱，要看情况决定是否住院进行治疗。葡萄糖、盐水、氨基酸液等点滴注射可以减轻症状，一般1～2周即可出院。

避免可能引发流产的危险动作

怀孕后，孕妈妈身型渐宽，动作灵敏度和反应力都有所降低，为了自己和胎宝宝的安全，孕妈妈所做的一些姿势或动作都需加倍小心。有一些危险的动作，容易对孕妈妈身体造成伤害，并危及胎儿安全。对于这类动作，孕妈妈何时何地都应避免。

小贴士

早上起床时，孕妈妈要注意起床姿势，最好是先将身体翻向一侧，随后用肘支撑上半身，再靠双手支撑坐起，伸直背部，双脚落地，用手撑床沿慢慢站起来。

急步快走	有些孕妈妈在怀孕6个月之前，肚子负担还不是很大，经常会走得比较急，此时孕妈妈要注意放慢脚步
踮脚尖和爬高	这对于孕妈妈来说，是很危险的动作，万一不小心可能会摔倒或是被掉落的物品砸到。怀孕后，经常使用的东西，最好放在方便拿取的地方，就能避免做踮脚尖的动作。孕妈妈身体协调反应比较差，爬高最大的危险就是不小心踩空而摔倒，而且爬上爬下也可能碰撞到肚子，使自己及胎儿受伤，所以一定要特别注意
跷二郎腿	跷二郎腿除了会影响下肢的血液循环，也会影响身体坐姿，对于本来就容易下肢水肿及腰酸背痛的孕妈妈来说，影响就会更加严重

提重物、抱小孩	突然太用力提重物，或是抱小孩会施力不当，有可能会使腹部过度用力，增加流产或提早生产的可能性。此外，孕6月后的孕妈妈身体必须后仰以维持平衡，姿势不好会让腰酸背痛的问题更严重
久坐、久站	子宫增大会导致孕妈妈的下肢血液循环变得比较差，久坐或久站容易产生静脉曲张或下肢水肿的问题。需要久坐的孕妈妈尽量每隔30～60分钟就起来走一走，倒杯开水或者适时做一些腿部伸展动作
搭手扶电梯没有握紧扶手	手扶电梯的速度较快，搭乘手扶电梯时如果提东西或打电话而没有握紧扶手，万一不小心被旁人碰撞，就可能会发生重心不稳的危险。孕期时最好乘坐升降电梯
突然弯腰、下蹲	孕妈妈在孕晚期时腰部负担大，突然弯腰可能会拉伤背部肌肉，这样也会压迫到肚子。另外，突然弯腰再抬头站立，可能会出现短暂头晕的现象
高难度体操或瑜伽动作	怀孕后，孕妈妈可以进行体操或是瑜伽运动，遇到高难度的动作还是要特别谨慎，单脚站立、下腰、倒立、跳跃等这类动作就不要做了，万一摔倒会非常危险

第10周　有早孕反应也要努力吃喝

多吃鱼和其他水产品

孕妈妈在怀孕期间多吃鱼，将有助于胎儿大脑的生长发育，这是因为鱼体内含有一种非常重要的物质——DHA，它对胎儿脑细胞膜的形成起着重要作用。

当受精卵开始分裂细胞的时候，DHA就开始施加影响了，胎儿通过胎盘从母体中获得DHA，进而影响胎儿的生长发育，若母体缺少DHA，则形成胎儿脑细胞膜的磷脂质也不足，给胎儿大脑的形成和发育带来不良影响，甚至造成流产或者生下脑细胞数较少的先天性智障婴儿。

美国食品和药物管理局以及美国环境保护署建议，孕妈妈或哺乳期妇女应该增加每周鱼类的摄入量。所以，孕妈妈在怀孕期间，应多吃鱼以吸收充足的DHA，来满足胎儿生长发育的需要。

鱼肉中含有丰富的鱼油脂肪酸，它对维持细胞的正常功能起着非常重要的作用，所以，孕妈妈多吃鱼或多摄入鱼油脂肪酸将有利于胎儿发育。

小贴士

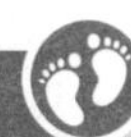

鱼肉中含有丰富的不饱和脂肪酸，它对维持细胞的正常功能起着非常重要的作用。除鱼肉外，菜籽油、亚麻籽油以及各种坚果也含有丰富的不饱和脂肪酸。

食用海鱼和淡水鱼对胎儿发育都有好处，但最好还是多吃带鱼、鲅鱼等海产鱼类，因为这些鱼受到的污染最少。

水产品营养价值高，高蛋白、低脂肪，胆固醇少，还富含能帮助胎儿大脑发育的Omega-3脂肪酸，但是要注意吃新鲜的水产。孕妈妈吃水产的时候，最好加入姜、葱、料酒等，去除水产本身的腥味。

适量补铁

铁是维持生命的主要物质，人体内的铁大部分用于制造血红素。怀孕后，孕妈妈身体里的血液量会比平时增加将近50%左右，因此，需要补铁来制造更多的血红蛋白。铁质摄入不足会阻碍胎儿健康发育，怀孕时，孕妈妈需要摄入双倍的铁含量来为胎儿提供足够的氧气。

很多孕妈妈在怀孕前体内的铁含量就已经不足了，如果不及时补充足够的铁，会使胎儿在子宫里吸收不到足够的氧气，导致发育不良、智商低。

孕妈妈最好让医生帮助检测体内的铁含量。在医生允许的情况下服用少量铁剂来进行补充是最为有效的方式。

小贴士

在平常生活中，建议使用铁质材料的锅具来烹饪食物，因为此类餐具在烧菜时会掉落细小铁屑，加热后被溶解在食物中，变成容易被孕妈妈吸收的可溶性铁盐。

补充铁质最好的来源就是通过食物来摄取，孕妈妈可以从孕前及刚开始怀孕时，多吃含铁丰富的食物。瘦肉、家禽、动物肝及鸭血、猪血、蛋类等含丰富的铁，豆制品中含铁量也很多，肠道的吸收率也较高。

在补铁的同时，要注意不喝咖啡和茶，因为它们都会妨碍铁的吸收。茶叶中的多酚化合物会和人体中的铁质结合，形成人体不易吸收的铁化合物。茶叶中的生物碱和酸性物质能够与铁元素结合，对胃产生刺激作用，妨碍铁吸收。

选择酸味食物的注意事项

酸味能刺激胃分泌胃液，提高消化酶的活性，促进胃肠蠕动，增加食欲，还有利于食物的消化与吸收，一般孕妈妈都爱吃酸味的食物。

孕妈妈吃酸性食物还有助于满足自身和胎儿的营养需要，因为怀孕2～3个月后，胎儿骨骼开始形成，酸性物质的参与可以使游离钙形成钙盐在骨骼中沉积下来，从而帮助胎儿骨骼的生长发育。

并不是所有有酸味的东西都适合孕妈妈食用，很多有酸味的食物对于孕妈妈的健康反而是有害处的，孕妈妈最好选择健康的、新鲜的酸味食物来食用。

孕妈妈吃酸要注意，酸性食品并不是多多益善。大量的酸性食品，可使体内碱度下降，容易疲乏、无力。长时间的酸性体质，不仅容易使孕妈妈罹患某些疾病，而且也会影响胎儿正常、健康地生长发育，甚至可导致胎儿畸形。

喜吃酸食的孕妈妈，最好选择既有酸味又营养丰富的西红柿、樱桃、杨梅、海棠、橘子、酸枣、葡萄、青苹果等新鲜水果，这样既能改善胃肠道不适症状，也可增进食欲，增加营养，有利于胎儿的生长。

酸性食物中含有丰富的维生素C，它能促进细胞间质的形成，抗坏血病，增强机体抵抗力，对胎儿心血管的生长发育、造血系统的健全都有着重要的作用。维生素C还可增强母体抵抗力，促进孕妇对铁质的吸收作用，促进血红蛋白的生成，防止妊娠期缺铁性贫血的发生。

小贴士

人工腌制的酸菜、醋制品等食物虽然有一定的酸味，但维生素、蛋白质、矿物质、糖分等多种营养几乎丧失殆尽，而且腌菜中的致癌物质——亚硝酸盐含量也较高，过多食用显然对母体、胎儿健康都是有害的。

孕早期营养食谱推荐

孕早期，孕妈妈应该给胎宝宝提供足够的营养，特别要注意摄入维生素、矿物质和膳食纤维。

菠菜是非常适合孕早期妈妈食用的蔬菜，它含有大量的植物粗纤维，具有促进肠道蠕动的作用，且能促进胰腺分泌，帮助消化，更重要的是，菠菜中含有丰富的叶酸，叶酸对于孕早期胎儿发育有很重要的作用。孕妈妈可以把菠菜做成可口的美食。

孕早期营养食谱

菠菜煎饼

材料：菠菜100克、鸡蛋1个、面粉半杯、盐适量、胡椒粉、糖各少量。

做法：

1.菠菜去根，清洗干净，放入沸水中焯一下，捞出沥干。

2.焯过的菠菜放入搅拌机中，加入一杯水搅拌成菠菜汁。

3.菠菜汁倒入容器内，加入面粉、鸡蛋、盐、糖、胡椒粉调成面糊。

4.平底锅烧热，放入少量油，转中火，盛一勺面糊倒入锅中，一面煎熟以后翻面，直到两面煎成金黄色即可，吃的时候可以加番茄酱。

小米鸡蛋粥

材料：小米、鸡蛋。

做法：

1.小米淘净，加水上锅煮粥；鸡蛋打散搅拌均匀。

2.开锅后，转小火焖煮20分钟，掀起锅盖，往粥内倒入蛋液，再稍煮片刻，滴入少许香油，加盐调味。

山药玉米莲藕排骨汤

材料：猪排骨250克，藕150克，山药100克，甜玉米50克，姜适量。

做法：

1.排骨斩件，放水里煮开，去掉浮沫及血水后，用清水冲洗备用。

2.山药刨皮后，切滚刀块，备用。

3.甜玉米切小块，生姜切片。

4.排骨、姜和清水一起倒入汤锅里，大火煮开。将山药、莲藕和玉米放入煮开的汤锅里，烧开后转小火煲2小时，加盐调味。

小贴士

孕妈妈常常吃过咸食品会造成头发脱落，发质变黄，还容易在怀孕期间引起妊娠高血压综合征等疾病，因此孕妈妈在孕期注意不能吃得过咸。

了解初次产检的注意事项

第一次产检，一般在孕期第11～12周，第一次产检最晚不要晚于怀孕16周。第一次产检对准妈妈和胎儿尤为关键，首次怀孕的很多准妈妈由于经验不足，往往对初次孕产检查感到茫然。

第一次产检所做的检查项目，是整个孕期产前检查中时间最长的一次，也是最全面的一次。每个医院的检查项目都是基本相同的，主要项目有：量体重和血压检测、血常规检查、尿常规检查、肝肾功能检查、超声检查、胎心检查等。

在量血压前要静坐半小时。活动后静坐半小时再测量血压，才能客观地反映血压的真实情况。

在测宫高前要排空小便，如果膀胱充盈会抬高子宫高度，影响测量的准确性。

化验尿液留尿时，先把前半段的尿液解掉，留取中间一段的尿液去化验，这样得出的化验结果比较真实。

第一次产检前，孕妈妈要了解夫妻双方的直系亲属的健康情况。有遗传病家族史或分娩史者，要做进一步检查。

第一次产检有的孕妈妈会感到些许紧张。产检的真正目的是了解孕妈妈的身体状况和胎宝宝的发育情况，孕妈妈应放松心情，好好配合医生的检查，面对烦琐的项目和问答不要过度紧张

小贴士

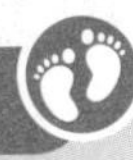

首次产检的阶段，胎宝宝已经进入相对稳定期，一般医院会给孕妈妈办理“孕妇健康手册”，之后医院为每位孕妈妈做各项产检时，也会依据手册内记载的检查项目进行，并做记录。

和烦躁。

还有一点要注意的，因为产检的一些验血项目要空腹，所以有些产检前不要吃早餐，但饿着肚子去医院容易低血糖，可以随身带食物和水，做完空腹项目应及时吃东西。

孕妈妈在产检时的疑问和困惑

产前检查简称产检，做产前检查可及时发现异位妊娠，纠正胎位，提早发现并治疗妊娠并发症。对于产检，孕妈妈们普遍存在着一些疑问和认识误区。

困惑一：孕早期需要去医院检查吗

一些孕妈妈认为刚刚怀孕不用做检查，用早孕试纸确认怀孕就行，等到怀孕3个月以后建档时再好好查就可以了。孕早期检查是筛选高危妊娠、降低孕产妇死亡率和围产期死亡率的关键，孕妈妈要在怀孕初期挑选合适时间进行初次产检。

每次产检都十分有必要，一些特殊筛查对应不同孕周，一旦错过时间基本无法补救，所以孕妈妈一定要重视。

困惑二：产检一定要去综合医院吗

很多准爸妈中，认为怀孕应该去综合医院找知名的主任医师做产检才能放心。对于一般的正常产检，在专业的妇产医院就能做得很好，不必一定要在综合医院里挤着做产检，但最好在同一家医院做全部产前检查，以方便医生全面地掌握怀孕阶段的情况。

困惑三：B超对胎儿不利吗

有些孕妈妈认为B超有辐射，对胎宝宝不利，要尽量少做。事实上，超声波基本不会对人体产生影响，孕妈妈只要按着医生的要求来做检查就可以了。

困惑四：产前检查的次数和间隔有依据吗

产前检查的次数和时间间隔是有科学依据的，这样的安排能更好地监测胎宝宝的生长发育和孕妈妈的生理状况，孕妈妈们不能因为不想动、天气不好等原因打乱医生安排的产检计划。

第11周　身体在悄悄发生变化

有关胎心的知识

胎心就是指胎宝宝的心跳。科学研究证实，在怀孕后10～12周的时间内，通过听诊器或家用胎心仪就能探测到胎宝宝的胎心了，这时候的胎心听起来有点像马蹄声。在怀孕17～20周时，胎儿的心跳声变得清晰，通过一般听诊器就能听出来。

一般在怀孕后的第18天，胎儿的心胚就具备了心脏的功能，到怀孕20周时，家人可以将耳朵直接贴在孕妈妈的肚子上听到胎心音。

怀孕第18天：胚胎中会出现由两条血管组成的心胚管道，它由于痉挛收缩而引起跳动，虽说还不具备心脏的形状，但是已经开始行使心脏的功能。

怀孕第4周：胚胎增长到1厘米左右，心脏已具雏形，但此时的心搏还比较微弱，还不能检测到胎心音。

怀孕第6周：B超检查可以观察到原始的心脏搏动影像。

怀孕第12周：胎儿心跳逐渐变得有力，使用多普勒胎心探测仪一般可以探听到胎心音。

怀孕第20周：胎儿心脏跳动更加有力，此时耳朵直接贴在孕妇的腹壁上就可以听到胎心音了，也可以选择喇叭形的胎心听筒或者听诊器来听取。

小贴士

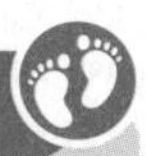

最初胎动很轻微，似肠子蠕动，随着妊娠的进展，胎动越来越强，孕妈妈的感觉也会越来越明显，到妊娠的最后一个月，由于胎儿长大，能够充满于宫腔内，胎动次数反而会略有减少。

随着孕周数的增加，胎儿能够进一步发育，也就能够更加容易地听到胎心音了。妊娠初期，由于胎儿的位置关系，或者母体脂肪过厚等因素，即使用极精密的仪器检测时也可能听不到胎心。出现这种情况，妈妈也不用过于担心。

了解胎儿的活动规律

胎动是生命的象征，它的出现和存在是胎宝宝在向孕妈妈反馈“我的情况良好”。当胎宝宝在孕妈妈肚子里面动起来，孕妈妈对着肚子说话的时候，胎宝宝会有回应，用胎动的方式表达自己的感觉。

通常情况下胎宝宝有两个活跃高峰，在这两个时段内会胎动频繁。一次是在上午7～9点左右，另外一次是在晚上11点到第二天凌晨1点。其他时间胎动次数相对较少，清晨时段尤其少，活动的大致规律为每小时不少于3～5次。

但是，由于胎儿之间存在着个体差异，有的胎儿12小时会动100次左右，所以孕妈妈可以放心，胎宝宝只要胎动有规律、有节奏，变化不大，即证明胎儿发育是正常的。

一般来说，怀孕16～20周时，大多数孕妈妈都会感到胎动，以后逐渐增多；妊娠28～38周，是胎动最为活跃的时期；足月近临产，由于胎头下降到骨盆，胎动次数逐渐减少。

孕妈妈生活不规律会直接影响胎儿发育，胎宝宝在腹中已经受孕妈妈的生活规律的影响，这个规律会成为宝宝出世后的生物节律的基础。一般来说，习惯早起的孕妈妈，宝宝一生下来也有早醒的习惯。习惯晚睡的孕妈妈，宝宝也具有晚睡的习性。所以，为了使孩子将来有个好的生活习惯，孕妈妈应该注意按时休息，早睡早起。每天要有适当的运动。

不能忽视口腔保健

有句俗话说："生一个孩子，坏一颗牙。"女性在准备怀孕前应当到口腔科检查，有问题及时处理。母亲患有蛀牙，生出的小宝宝患蛀牙的可能性也会有所增加。母亲是婴儿口腔中致蛀牙细菌的最早传播者，孕妈妈口腔中的变形链球菌就可以通过母婴垂直传播。怀孕前治愈蛀牙对自己和宝宝都是有好处的。

怀孕后女性体内雌激素、孕激素增多，会使牙龈毛细血管扩张、弯曲、弹性减弱，以至血液瘀滞及血管壁通透性增加而造成牙龈炎。此外，孕妈妈怀孕后饮食习惯和身体状况发生改变，容易忽略口腔卫生，这也是牙周疾病的重要诱因。

实际上，怀孕并不会直接导致龋齿或牙周病，发生牙病的主要原因是孕期口腔清洁不彻底。怀孕早期，孕妈妈口腔内唾液酸度下降而易引起牙齿酸蚀，反流的胃酸也易腐蚀牙齿表面，增加牙齿龋坏的机会。因此，怀孕期间要做好口腔清洁，定期检查。

坚持每天早晚有效刷牙2次。容易感染蛀牙的孕妈妈适当用一些氟化物漱口液等。

使用短软毛的牙刷，在刷牙时动作要轻，防止引起牙龈出血。最好每次在饭后3分钟之内刷牙，每颗牙的三个面：内侧、外侧、咬合面都要刷到，每次刷牙不能少于3分钟。

用有杀菌功能的漱口水多漱几次口。

用不含蔗糖的木糖醇口香糖清洁牙齿。

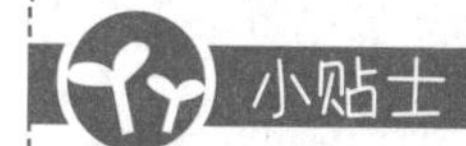

在怀孕的最初3个月内拔牙可诱发流产，所以怀孕前应请牙科医生修补蛀牙，牙齿整形等复杂的口腔治疗不宜安排在怀孕期间。

少吃粘牙的糖果或甜点。多吃富含维生素C的水果与蔬菜，含钙丰富的食物，有益于牙齿的健康。

每隔3个月检查口腔，有口腔疾病及时处理。

孕期尽量远离公共场所

公共场合中各种致病微生物的密度远远高于其他地区，尤其在传染病流行的期间和地区，这些病毒和细菌对于一般健康人影响不大，但对孕妈妈和胎儿来说都是比较危险的，孕妈妈很容易染上病毒和细菌性疾病。所以，孕妈妈们尽量不去商店、影剧院等公共场所，避免传染上流感等疾病。

孕妈妈如果因为生活或者工作需要而不得不前往大型超市或商场时，尤其要保护好自己和胎宝宝，不要逗留过久，避免人多拥挤导致缺氧。最好使用口罩减少感染细菌的可能性。

人多拥挤的公共场所必然人声嘈杂，形成噪声，这种噪声对胎儿发育十分不利。噪声能使孕妈妈内分泌腺体的功能紊乱，从而使脑垂体分泌的催产激素过剩，引起子宫强烈收缩，易导致流产、早产。

小贴士 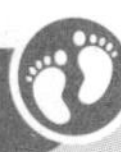

孕妈妈要注意养成良好的卫生习惯，在外出回家后要彻底洗净双手。

如果孕妈妈在拥挤的地方挤来挤去，孕妈妈身体不便，容易发生意外。一旦腹部受压很容易诱发流产、早产。

大型商场、超市、电影院等公共场所人员众多，这也可能造成因细菌增多、二氧化碳含量上升而导致空气质量下降，空气污浊会给孕妈妈带来胸闷、憋气的感觉，胎儿的供氧也会受到影响。

孕妈妈不宜多吃的食物

妊娠期的饮食关系到孕妈妈与胎儿的身心健康，要特别注意，对以下食物要适当摄入，不宜多吃。

辛辣食物

辣椒、胡椒、花椒等调味品刺激性较大，多食可引起便秘。已经怀孕的孕妈妈食用大量这类食品后，会出现消化功能的障碍，所以孕妈妈要避免摄入此类食品。

过多的糖

糖在人体内的代谢会大量消耗钙，孕期内钙的摄入缺乏，会影响胎儿牙齿、骨骼的发育。另外，糖也很容易让孕妈妈超重。

味精

味精的成分是谷氨酸钠，进食过多可影响锌的吸收。怀孕时过多摄入味精也不利于胎儿神经系统的发育。

腌制食品

腌制食品虽然美味却不利于健康，内含的亚硝酸盐、苯丙芘等对身体很不利，孕妈妈要尽量少吃或者不吃。

人参、桂圆

中医认为孕妈妈多数阴血偏虚，食用人参会引起气盛阴耗，加重早孕反应、水肿和高血压等。桂圆辛温助阳，孕妈妈食用后，易动血动胎。

含咖啡因的食品

咖啡、茶以及其他含咖啡因的饮料和食品能够影响到女性的生理变化，在一定程度上改变女性体内雌激素、孕激素的比例，从而间接抑制受精卵在子宫内的着床和发育。

山楂

孕妈妈由于口味变化，较喜欢吃酸的东西，但是山楂对子宫有兴奋作用，食用过多会使子宫收缩，出现流产的可能性。

含明矾油条

一些不正规的早点摊在制作油条时会加入一定量的明矾。明矾中含大量的铝，孕妈妈油条吃得过多，会导致铝在体内大量蓄积，这些铝通过胎盘侵入胎宝宝的大脑，影响大脑发育。孕妈妈想吃油条应选择不含明矾的健康油条。

小贴士

怀孕后很多孕妈妈会感到燥热，喜欢吃冷饮。冷饮吃太多会使胃肠血管突然收缩，出现腹痛、腹泻症状。胎宝宝对冷刺激十分敏感，妈妈吃下过多冷饮会让胎宝宝躁动不安。

音乐胎教

音乐是表现人类情感的特殊语言，优美的旋律能陶冶人的情操，同时也能促进胎宝宝的身心发育。优美健康的音乐能使孕妈妈体内产生有益的激素和酶，这些物质随血液进入胎盘，起到调节血液流量和兴奋细胞的作用，使胎宝宝向健康的方向发育成长。

胎教音乐选择的原则应该是：能维持孕妈妈愉悦的心情和良性刺激胎宝宝的生长，应选择那些旋律优美、富有节奏、轻柔舒缓以及抒情性强的音乐。

孕妈妈每天哼唱几首抒情歌曲或者摇篮曲，对胎宝宝的健康成长有诸多好处。孕妈妈在唱歌时心情愉快、富于感情，通过歌声的和谐振动会让胎儿有一种美好的感觉，能获得感情、感觉上的满足。

在每天多次的音乐欣赏中，会使孕妈妈产生许多美好的联想，如同进入美妙的境界，而这种感受可通过孕妈妈的神经体液传导给胎儿。给胎儿创造一个安宁、合适的环境，这对胎儿的发育能产生积极的影响。

所以，应鼓励孕妈妈大声唱歌给胎宝宝听。因为美妙的歌声不仅仅能平复孕妈妈心中的焦虑，还是很好的胎教。孕妈妈哼唱自己所喜爱的歌曲，腹中的胎宝宝也会凝神倾听。这是一种简单又行之有效的音乐胎教方法。

小贴士

对胎宝宝进行音乐胎教的时间要相对固定，不要经常变化，反复听几首曲子可以使胎宝宝易于记忆。听音乐时不要把录音机、收音机直接放在孕妈妈的肚皮上，以免损坏胎宝宝的耳膜。

第12周　早孕反应有所改善

产前检查有哪些

产前检查是对怀孕女性定期的常规健康检查，目的是保障孕妈妈和胎宝宝的健康，预防和治疗孕妈妈和胎宝宝可能发生的各种异常。

测身高、体重

最初做检查时测一次身高即可。医生将通过身高和体重的比例来估算孕妈妈的体重是否过重或过轻，以及盆骨大小。

量血压

血压是每次孕期检查的必测项目。一般情况下，标准值不应超过140/90毫米汞柱，或与基础血压（孕前血压）相比增加不超过30/15毫米汞柱。量血压的目的要比较是否在基础血压上有升高，来预测或观察孕妈妈是否会得妊娠高血压疾病。

测宫高与腹围

孕妈妈的宫高、腹围与胎宝宝的大小关系非常密切。在孕早期、孕中期时，每月的增长有一定的标准，到后期通过测量宫高和腹围可以估算出胎宝宝的体重，同时根据宫高妊娠图曲线了解胎宝宝宫内发育情况。

浮肿检查

浮肿也是妊娠期高血压的症状之一，检查时要分清楚是妊娠期的水肿还是妊娠高血压疾病所引起的浮肿。如果浮肿现象严重，必要时就要进行利尿治疗。

血液检查

在第一次产检最为细致，包括很多项目，如肝功能、肾功能、血型（ABO）、巨细胞、风疹、弓形体病毒感染、单纯疱疹病毒、梅毒筛选等，如果要保留脐血还要做HIV检查，即艾滋病毒检查。

尿检

检查尿液中是否有蛋白、糖及酮体，镜检红细胞和白细胞，尤其是尿蛋白的检测，可以提示有没有妊娠高血压综合征等疾病的出现。

B超检查

结合孕妈妈不同的实际情况，在整个孕期产检中，B超检查的时间与次数都会有所不同。

心电图检查

一般在初诊和孕32～34周时分别做一次心电图。初诊时是用来了解孕妈妈的心脏功能，确认孕妈妈是否能承受分娩。孕期心脏的负担会经历两个高峰时期，第一个高峰是孕32～34周，第二个高峰是分娩时，在第一个高峰时要做心电图查看心脏负担情况。

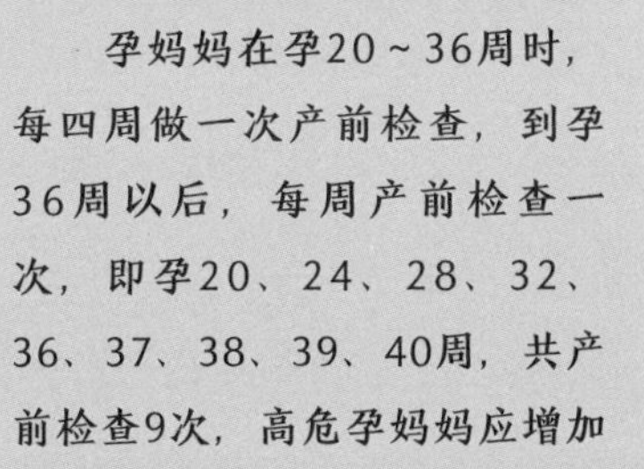

内诊

内诊也叫阴道检查，这项检查在快到预产期的时候做。主要是对宫颈、阴道、外阴进行检查，从外而内，先是看外阴，然后检查阴道和宫颈。

多胎妊娠的检查手段及对策

一次妊娠，在子宫腔内同时有两个或两个以上胎儿，称为多胎妊娠。孕妈妈怀双胞胎或多胞胎后，母体处于超负荷状态，若不合理调节，就会在妊娠分娩和产后的不同阶段，使孕妈妈和多胎胎儿、婴儿发生各种程度不同的异常变化，因多胎妊娠在孕期并发症多，围产儿死亡率及新生儿发病率也较高，故而多胎妊娠被列为高危妊娠的一种。

孕妈妈要尽早发现多胎妊娠，如是否有多胎家族史、孕前是否用过促排卵药、怀孕后早孕反应重、子宫增大与妊娠月份不符、体重增加过多、胎动频繁、子宫底高度超过正常范围等，这些都是怀双胎或者多胎的迹象，应及时去医院检查。

怀疑多胎时，可以做腹部检查。子宫增大超过相应妊娠月份，有时可触摸到羊水过多，可触及多处小肢体，或两头两臀，还可以通过B超检查协助诊断。

实验室HCG检查：HCG是一种糖蛋白，由胎盘的合体滋养细胞分泌产生。在早期妊娠时，HCG会在孕妈妈的血和尿中大量存在，双胎、多胎的胎盘体积大，合体滋养层细胞相应多，所以产生的HCG多。测定血浆中的HCG值，若高于单胎值，则可以诊断为双胎。

确诊为多胎妊娠后，应根据孕妈妈的营养状况，建议调整食谱，以增加热量、蛋白质、矿物质、维生素及必要脂肪酸的摄入为原则，并适当补充铁剂及叶酸。

孕中期后，孕妈妈应多卧床休息，可通过增进子宫血流量而增加胎宝宝体重，可减低子宫颈承受的宫内压力而减少早产发生率。

加强产前检查，及早发现与及时治疗多胎妊娠并发症，如贫血、妊娠高血压综合征等，并严格监测胎儿生长发育情况及胎盘功能。

多胎妊娠孕妈妈建议于孕35～36周住院，三胎及以上之多胎妊娠孕妇，孕中期建议多卧床休息。

小贴士

多个胎儿生长所需营养量较大，如果孕妈妈营养摄入不足，会影响胎儿生长发育和母体健康，孕妈妈应增加营养防止贫血，除食用新鲜的瘦肉、蛋、奶、鱼、动物肝脏及蔬菜水果外，还应每日适当补充铁剂、叶酸等。

通过合理饮食控制体重

一般来说，怀孕后的女性大多都是健康的，什么都不缺，只需在医生的指导下，补充所需的食物和营养即可。如果一旦怀孕，就开始盲目补充各种营养是没有必要的。

妊娠期间妈妈进食过多、营养成分比例搭配不当、极易导致营养过剩，从而使体重超出正常的范围，即妊娠体重过重。孕妈妈体重过重会引发许多病症，如妊娠高血压综合征、妊娠期糖尿病及并发症等，也会增加孕育巨大儿的概率，难以顺产。

孕妈妈如果吃得过多、营养过剩，反而不利于自己和胎儿的健康，女性在怀孕后，整个孕期体重应增加10千克左右。

孕妈妈可以通过合理的饮食来控制体重的增加。

努力做到膳食结构合理平衡。一日三餐吃饭有节制，要常吃些富含维生素A、维生素C及叶酸的蔬菜和水果。少吃或不吃高脂肪、高糖类食物，以免热量过剩而造成肥胖。

在吃饭时改变进餐的顺序，饭前喝汤；养成三餐一定要吃的习惯；少吃沙拉、肥肉、油炸食品；以水果取代餐后甜点；睡前三小时不再进食。

在烹调方式上做改变，尽量用水煮、蒸、炖、凉拌、烤、烫、烩、卤的烹调方式，在做这些菜时，尽量不用油炸、油煎的烹调方式。烹调时少加入糖，少勾芡，不加入酒。

孕妈妈进行适当适量的运动有极大好处，一来可以有效预防孕期过度肥胖，二来可以促进胎宝宝的生长发育，建议孕妈妈们可适当进行一些运动，如孕妇瑜伽、散步、体操等。

偏食、挑食的害处

怀孕期间，孕妈妈的饮食很重要，可是有些孕妈妈会偏食或挑食，这样是非常不好的。胎儿所需的营养全靠母体供给，母体营养充足与否，与胎儿生长发育密切相关。要想使未来的宝宝健壮、聪明，孕妈妈首先要保证自己的饮食结构合理、营养充足。

有偏食、挑食习惯的孕妈妈因为营养摄入不均衡，在怀孕之后，妊娠反应较重，进食更少，更加缺乏营养。母体连自身的营养需要都不能保证，更不能满足胎儿生长发育的需要了。

挑食、偏食情况严重时，孕妈妈本人体重轻，还往往易导致早产，使胎儿机体功能低下，或者发育受限、畸形，甚至流产或胎死宫内。有些即使足月生产，孩子的体重也较同龄儿轻。这样的孩子长大后易患高血压、冠心病等疾病。

有的孕妈妈只喜欢吃蔬菜水果，不吃其他食物，热能和蛋白质摄入量缺乏，会导致胎儿生长发育缓慢。有的孕妈妈吃肉类过多，植物食品的摄入量不够。植物食品含不饱和脂肪酸和大量维生素，这些成分都是人体，特别是大脑所需的营养成分。有的孕妈妈不喜欢吃肉和动物油，这样会影响到脂溶性维生素A、维生素D、维生素E、维生素K的吸收，同样对孕妈妈和胎儿不利。

有的孕妈妈不喜欢吃鸡蛋。鸡蛋里含有丰富的维生素D，能够协助人体对钙的吸收，缺乏维生素D会造成孕妈妈和胎儿缺钙。

孕妈妈挑食很有可能直接传递给胎宝宝，在宝宝出生后，他们的饮食习惯就会深受影响，或饮食不规律，或偏食、挑食等。

因此，有偏食、挑食习惯的孕妈妈，为了自己和胎宝宝的健康，一定要把自己的饮食结构调整到最佳状态，做到粗细搭配、荤素搭配。

小贴士

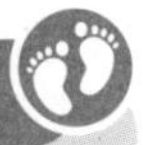

不同的食物中含有的营养素不同，营养素的含量也不相同。因此，食物要吃得杂一些，不要偏食或忌口。

缺碘的不良后果

甲状腺是代谢碘的器官，碘是合成甲状腺激素必需的微量元素。从怀孕到出生后的2周，这段时间是脑发育的关键期。在关键期内，大脑神经的生长必须依靠甲状腺激素。

碘缺乏会影响胎宝宝的智力，情况严重的会让胎宝宝变“傻”。怀孕3～5个月时，胎宝宝需要依赖母体供给充足的甲状腺素来满足脑发育的需要，如果孕妈妈缺碘，容易使体内甲状腺素合成受影响，即使出生后补充足够碘也难以纠正先天对智力留下的不良影响。

碘营养不足很容易造成流产、死产。缺碘的孕妈妈和乳母应在医生指导下科学补碘，有两种方法：适当地服用含碘的制剂，如碘油等；摄食些含碘高的食品，如海带、紫菜、鲜带鱼、蚶干、干贝、淡菜、海参、海蚶、龙虾等海产品。

其他食品以蛋、奶含碘量最高（0.04～0.09毫克/千克），其次为肉类、淡水鱼。植物的含碘量最低，特别是水果和蔬菜。

海产品中，海带含碘量最高（干海带达到240毫克/千克），海贝类及鲜海鱼（0.8毫克/千克）次之。海带除了含有丰富的碘外，还含有铁、钙、蛋白质、脂肪、淀粉、甘露醇、胡萝卜素、维生素B_1、维生素B_2、烟酸、褐藻氨酸和其他矿物质等人体所需要的营养成分，其中钙的含量是牛奶的10倍，含磷量比所有的蔬菜都高，是孕妈妈理想的补碘食物，也是促进胎宝宝大脑发育的好食物。

小贴士

使用碘盐应随吃随买，一旦拆封要用密闭的器皿盛装；炒菜加碘盐时要放在最后一道工序，即起锅盛菜前几秒钟内加放食盐；不要用油炒碘盐；腌制咸菜时用碘盐，不要淘洗碘盐，可防止碘的挥发和损耗。

PART 04

孕4月（13～16周）

胎宝宝会做鬼脸了

胎宝宝的发育情况

怀孕第四个月的胎儿身体各器官已基本成形，并在快速成长着，此时的胎儿长约16厘米，重约100克。

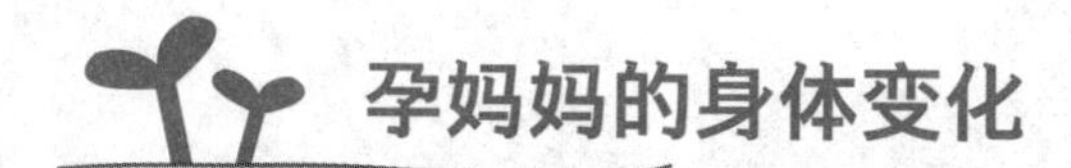

孕妈妈的身体变化

怀孕到第四个月，孕妈妈的子宫已如婴儿的头部般大小，下腹部开始出现隆起。从这个月开始，孕妈妈每次做产前检查都需要测量子宫底。

第13周　顺利度过危险期

产检中固定检查的项目

产前检查的主要目的为：为孕妈妈提供观测、预防、建议、安慰、教育和支持；治疗随妊娠而来的轻微症状、筛查高危因素、对高危因素进行预防发现和处理。妊娠期的并发症比较多，所以必须定期做产检来按时观察，定期做产检可以及时地发现胎宝宝和母体的健康情况。

从孕育到临盆，需要从胎宝宝成熟度、发育情况、有无宫内缺氧三方面对胎儿进行健康评估。产检会对孕妇宫高、腹围进行测量，对胎宝宝胎心、胎动、胎盘等进行监测，测定胎儿储备能力，判别有无急性或慢性缺氧等，保证正常分娩和胎宝宝健康，有些项目会反复多次进行。

尿常规。用来检测孕妈妈的尿糖和尿蛋白水平。最主要还是观察尿蛋白水平。尿蛋白可能代表尿路感染或者肾脏疾病，亦是子痫前期的预兆。

B超。每个孕妈妈在整个孕期都要接受B超检查。分别在孕早期确认宫内孕、孕12周、孕24周，孕36周之后每周都需要做B超。在孕后期，B超能大致估算出胎儿的重量范围，也能了解到宫内的情况，以便医生和孕妈妈决定生产的方式。

胎心监测。用胎心率电子监护仪将胎心率曲线和宫缩压力波形记下来，供临床分析的图形，是正确评估胎宝宝宫内状况的主要检测手段。可以看出胎动是否异常，根据胎心状况，做出相应的处理。

咖啡是否会影响胎儿的发育

怀孕后很多孕妈妈会对到底能不能喝咖啡，喝咖啡会不会影响胎儿发育产生疑问。咖啡是生活中比较常见的饮品，咖啡中的咖啡因最明显的作用是提神，使人精力旺盛。咖啡主要的功效成分是咖啡因，这种物质一般难溶于冷水，却易溶于热水。咖啡因不会在体内积聚，会在几小时后经尿液排出，对身体的影响是一过性的，所以说，一杯咖啡的作用时间通常比较短暂。

已经怀孕或计划怀孕的女性，每天只要不超过1杯咖啡，对身体的影响是不大的。但是，如果孕妈妈发现胎儿出现兴奋反应时，要停止喝咖啡。即使胎儿没有表现出明显的兴奋，也要注意监测胎儿的发育速度，如果发现胎儿发育较慢，最好停止喝咖啡。

孕妈妈在喝咖啡时要少放咖啡伴侣，少选用含有植脂末的速溶咖啡，直接加入热的全脂牛奶，味道会更香浓，营养价值更高。

小贴士

孕妈妈想提神醒脑，可以尝试喝薄荷茶。它能提神，在睡眠不足又要打起精神做事的情况下喝一杯，最是有益。在经过一天的劳累后，一杯热薄荷茶，可以让孕妈妈忘却疲劳，恢复活力。

咖啡会造成钙质流失。有研究说，咖啡因使尿中排出的钙增多，从而增加患骨质疏松的概率。咖啡在肠道内会干扰钙、铁、锌等矿物质的吸收，所以喝咖啡的时候尽量不要与食物混杂。所以孕妈妈在喝咖啡时，要多加注意。

孕妈妈饮茶要适当

饮茶能提神醒脑，具有促进消化、利尿、清热等保健作用。茶叶中含有茶多酚、芳香油、矿物质、蛋白质、维生素等营养成分。茶多酚具有收敛、解毒、杀菌、生津的作用。有研究证明，茶多酚具有很强的抗自由基作用，可延缓人体衰老进程。特别是维生素C在茶叶中含量较高。茶虽好，但是茶喝得不对也会影响孕妈妈的健康。

不宜喝红茶

大量饮用较浓的茶水，尤其是红茶，对人体会有一定的兴奋作用，刺激胎动增加，严重的可能影响到胎儿的发育。

不喝浓茶

茶叶中含有鞣酸、茶碱等物质。鞣酸会与铁元素结合成一种不能被机体吸收的复合物，妨碍铁的吸收。饮用过多的浓茶，易引起妊娠贫血，导致胎儿患上先天性缺铁性贫血。

长期大量饮浓茶，还会使心跳加速，尿量增多，血液循环增快，这无疑会给本就体弱的孕妈妈带来心脏、肾脏的负担。因此，不主张孕妈妈大量喝浓茶。

小贴士

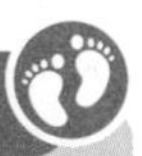

枣茶是一种用红枣做的茶饮，红枣有补血益气的作用，孕妈妈如果有贫血的现象，适量喝一些枣茶可以缓解贫血的症状，还可以补充孕妈妈叶酸的缺乏，促进胎宝宝大脑的发育。

职业孕妈妈的着装

孕妈妈的身体状况要求穿着较宽松舒适，但是人在职场，却又不能穿得太随便，那么职业孕妈妈应该怎样着装呢？

合身的衣服看起来干净、整洁，不要故意买大一号。

裙子：质量好的连衣裙，适合平日上班穿着。裙子长度到膝盖处是最合适的，这样看上去更加职业化，而且还可以露出小腿，看上去不臃肿。黑色连衣裙具有瘦身效果，可以与其他颜色的衣服搭配穿着。

长裤：在肚子还没有特别大的时候，完全可以选择舒适的普通裤子，到普通的裤子穿不下的时候再选择专门的孕妇裤。

鞋子：孕妈妈上班最重要的是选择一双舒适的鞋子，当然最适合的是平底鞋。如果需要穿高跟鞋，可以选择跟比较低的鞋子，鞋跟不要太细。

系腰带是一种显瘦的方法，孕妈妈系腰带很可能引起胎宝宝的健康问题，会给胎宝宝造成伤害。一般的孕妈妈裤腰部都是有松紧带的，可以进行自我调节，如果系得太紧就容易引起胎位不正，导致难产。

衣服的颜色是会影响到孕妈妈的心理情绪的，多穿一些有助于心情放松的颜色的衣服会使孕妈妈心情好，对胎宝宝的生长发育有好处。

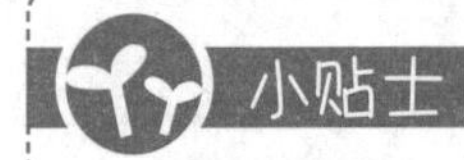

有衣袋和V字形翻领、底边没有收身设计的运动夹克，非常适合平时上班穿着，时尚，方便穿脱又非常舒服。

重视乳房的孕期保健

孕妈妈在孕期注意乳房护理是保证母乳喂养成功的关键。其实，从严格意义来说乳房护理应从女性的青春期开始做起。

怀孕后，乳房会继续发育增大，妈妈要穿着松紧适宜的纯棉胸罩，能够托住乳房，防止下垂。要随着乳房的增大及时更换内衣的型号，并注意不要使胸罩压迫乳头。

小贴士

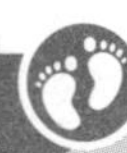

经常擦洗乳头可使乳头及其根部皮肤的韧性增加，有益于生产后哺乳时的耐吸吮，并预防皲裂。

到孕中期，孕妈妈的体重一般会增加5千克～6千克。肚子有明显突起，胸部也会明显变大许多，要开始穿戴较大的孕妇专用内衣。

因为孕妈妈皮脂腺分泌旺盛，乳头上常有积垢或结痂。从怀孕5～6个月开始，可以每天用温水和干净的毛巾擦洗乳头一次，可以在乳头表面擦一点儿婴儿油，软化结痂后再用清水擦洗。这样可以增强皮肤的弹性和接受刺激的能力。

在洗澡时，可将泡过温水的毛巾擦上肥皂，然后由乳头开始至整个乳房做环形按摩的动作，往返10次左右，再以温水将乳房上的肥皂擦干净，然后在乳头上涂些润肤油，并轻轻地按摩1～2分钟。

第14周 食欲逐渐恢复

为什么有些孕妈妈肝功异常

在孕期许多孕妈妈会伴有肝功能异常症状。不过不用太担心，因为其中大部分人的异常并不是患上肝炎，也无须特殊治疗。

怀孕期间，胎宝宝的发育给肝脏带来的负担较重，肝功能检查异常较为常见，属于正常的现象。此外，怀孕期间胎儿所吸收的所有营养成分都要从母体内吸收，因而孕妇的营养量就要大大增加。如果孕妈妈在怀孕期间营养缺乏，或者是过度疲劳等也可造成孕妇肝功能异常。

妊娠早期出现肝功能异常，大多是因为早孕反应加上孕妈妈过度紧张造成的，这种情况会随着妊娠反应的消失，肝功能逐渐好转。怀孕后由于新陈代谢增加，营养相对不良，内分泌改变等，也可引起肝功能多项指标异常。

妊娠晚期，孕妈妈若出现肝血流相对不足，营养不良，或并发妊娠高血压综合征、妊娠毒血症等，均可出现肝功异常。

这两种肝功能异常为妊娠过程中的正常反应，而非肝细胞炎症，没有传染性，亦无须当作“肝炎”治疗，在此期间，孕妈妈要保持镇定，放松心态，对肝功能的恢复是很有帮助的。

孕妈妈要保持良好的心态，不能生气，情绪要稳定，且需要家人细心护理。在饮食上要格外注意，吃一些清淡的食物，要多吃新鲜的水果补充维生素，避免油腻和油炸的食物。这样对肝脏排毒有很好的效果，多喝水，增加体液，从而促进血液的循环。还可多吃一些菌类，如木耳、香菇，从而提高身体的免疫力。这些对肝脏有很大的好处。

小贴士

如果孕期转氨酶持续升高，且与正常数值差距甚大，同时伴有疲乏无力，长时间食欲不振，出现黄疸症状，要警惕患病毒性肝炎，特别是乙型肝炎的可能，需要请医生进一步检查。

乙肝孕妈妈的注意事项

孕妈妈在怀孕以后发现自己患有乙型肝炎或是乙肝病毒携带者，同时检查肝功能正常，是可以继续妊娠的，但一定要定期监测肝功，检查次数为1～2个月一次。

孕妈妈如果出现不想吃饭、乏力、腹胀、皮肤瘙痒或黄疸等症状，说明可能有肝脏功能受损情况发生，要随时到医院查肝功能。

倘若检查发现孕妈妈是轻微的肝功能异常，可以在医生指导下使用一些对胎儿没有影响的保肝药物。如果检查发现转氨酶一直处在较高水平，不仅会影响胎儿的生长发育导致流产，还易引起孕妈妈肝脏衰竭，严重的甚至有生命危险。

进入妊娠晚期以后，随着胎儿增大、体内激素水平变化，会进一步加重孕妈妈的肝脏负担。

乙肝孕妈妈要做到几点：不熬夜，多休息，营养全面，不盲目进补，适当轻柔运动，保持大便通畅，放松心情，这些都有利于控制病情，缓解病情。

在中国有1.2亿的乙肝病毒携带者，占到总人口的10%。它主要通过三个途径进行传播：血液传播、性传播、母婴传播。在三种感染的途径中，50%以上来自于母婴传播途径，这就意味着妈妈患有乙肝，孩子从小就可能是乙肝病毒携带者了。

要想把乙肝病毒携带者减少，就要进行乙肝母婴传播阻断。所谓阻断，就是在宝宝出生时注射乙肝疫苗和乙肝免疫球蛋白，这样在分娩过程当中的传播就能阻断了。

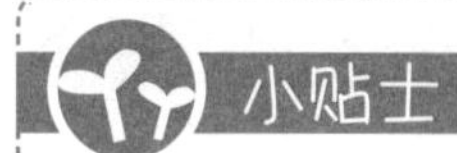

从孕前、孕期、分娩及产后哺乳这一过程中采取积极预防和得当的治疗措施，95%以上的乙肝孕妈妈所生的婴儿都能够免受感染。

缓解孕期牙龈出血的巴氏刷牙法

孕期易发生牙龈红肿、疼痛、易出血，严重时还会出现牙龈表面溃烂，发炎。主要是因为孕期体内雌激素显著增多，促使牙龈组织改变，毛细血管扩张，弹性减弱，致使血液淤积，引发的牙龈炎。如果孕妈妈在孕期口腔清洁工作不够，食物残渣滞留，细菌大量繁殖，也会引发牙龈炎而造成牙龈出血。

对孕妇的危害

发展成牙周炎，感染损伤支撑牙齿的骨头和其他组织。据相关科学研究，孕期并发症——先兆子痫与慢性牙龈病确有一定关联。

对胎儿的危害

孕妈妈若患有严重的牙龈病，没有及时有效治疗，会增加早产风险。

孕期牙龈出血，可用巴氏刷牙法缓解。

巴氏刷牙法

1.先刷上、下排牙齿的外侧面，把牙刷倾斜45°向牙根方向，放在牙龈边缘的位置，轻压，让刷毛进入龈沟；以2～3颗牙齿为一组，来回移动牙刷，至少刷10次，再移至下一组2～3颗牙。

小贴士

孕妈妈如果没有掌握正确的刷牙方法，或牙刷选用不当也容易造成牙龈出血。

2.然后刷牙齿的内侧面，重复以上动作；刷门牙舌、腭侧面的时候，牙刷要竖放，用适中的力度从牙龈刷向牙冠，并指向及进入龈沟。

3.最后刷咀嚼面，把牙刷放在咀嚼面上前后移动。

孕妈妈乘坐飞机的建议

很多孕妈妈因为工作的原因，怀孕后仍旧需要搭乘飞机出行。实际上搭乘飞机相比其他的交通工具来说，更加安全、快捷，能够减轻旅途中的疲劳，但因为身体情况特殊，孕妈妈也要注意自身的安全。

注意机场的安全扫描器

机场内的安全扫描器会散发出低量的超声波或非离子化激光波。孕妈妈可以要求女性安检人员利用贴身检查来取代。

选择合适的座位

孕妈妈最好选择飞机上靠前面的座位。机舱前部和中部的空气流通较好，上下飞机、去洗手间、走动会更方便。

保证脚部的舒适

尽可能地抬高双脚，在飞行期间多走动走动，可以减轻脚部肿胀。

多喝水

机舱空气的湿度大约只有7%，干燥的空气会使嘴巴、鼻子里的黏膜变得很干燥，甚至会导致脱水。上下飞机、搭乘飞机之时，要多喝水以补充水分，可以使用含有盐分的鼻子喷雾剂，每小时喷一些到鼻子里。

自带食物

可以预定适合自己口味的餐点或准备一些食物，以防飞机餐不合自己的口味。

安全带系在腰部以下

安全带要系在腰部以下，以防伤到胎宝宝。孕妈妈最好在背后放一个靠枕，防止背部承受太大压力而拉伤。

小贴士

飞机到达海平面上2100米的高度时，空气中的含氧量就会随着高度的增加而下降，孕妈妈血液中的氧气的含量也会降低，造成孕妈妈头晕的症状，此时孕妈妈应要求供应氧气。通常出于安全的考虑，怀孕超过36周的孕妈妈不宜乘机。

脂肪也是孕妈妈的必需营养物质

脂肪是早期妊娠妇女体内不可缺少的营养物质。它能促进脂溶性维生素E的吸收，起到安胎的作用。脂肪还可以帮助固定内脏器官的位置，使子宫衡定在盆腔中央，给胚胎发育提供一个安宁的环境。

此外，脂肪还有保护皮肤、神经末梢、血管及脏器的作用。孕妈妈在生产时需要过多地消耗能量时，脂肪就成为可以利用的能源，促进产力。所以，孕妈妈需要储备足够的脂肪。但是，问题在于，妊娠反应症状之一就是厌油腻，有些早孕期间的孕妈妈不愿意吃含脂肪多的肉类，吃的菜也比较清淡，这样就使妊娠早期摄取脂肪较少。

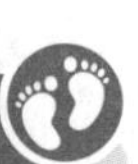

小贴士

妊娠期间肠道吸收脂肪的能力加强，使血脂增高。因此，孕妇的“高脂血症”并非病理现象，而是一种生理适应性措施。

亚麻油、花生油、动物油脂是供给脂肪的最好来源，摄入脂肪时最好是动物油、植物油搭配。如果妊娠反应严重，实在不想吃肉类，可以食用核桃和芝麻。核桃富含不饱和脂肪酸、磷脂、蛋白质等多种营养素，而1千克核桃仁相当于5千克鸡蛋或者9千克鲜牛奶的营养。

油炸食物的不利影响

油炸食品吃起来口感好，味道香，存在的问题是比较难消化吸收，怀孕女性吃多了这类食物会影响食欲，那么，孕妈妈减少饮食就会影响身体的营养补充，影响到胎宝宝的营养供给。在怀孕期间最好少吃。大多数油炸食品都不太健康。油炸食物大多含水分少，偏硬，不容易咀嚼，吃后容易上火、便秘。

一些油炸食物都是在高温下制作的，脂肪渐渐被氧化，食用油经反复加热、煮沸，油可变质，并含有毒物质。食用油炸食品会将有毒物质带入体内。在高温加工过程中，会不同程度地破坏食物中的蛋白质及维生素，使其营养价值降低。

像有些油条用明矾水加工成的面团做成，大约每500克面粉就要用15克明矾。这么算来，每天吃2根油条，就等于食用3克明矾，长此以往摄入身体里面的铝就相当惊人了。要知道，孕妈妈体内铝过多是会影响到胎儿大脑发育的。

有研究发现，油炸食品与妊娠糖尿病的风险有关，怀孕前常食用油炸食品的女性，在怀孕期间患妊娠糖尿病的风险较高。所以，孕妈妈或备孕的女性，应限制油炸食品摄入量。

研究发现，油炸肉类中的核糖与大多数氨基酸在加工分解时，会产生某种致基因突变物质，而孕早期正是胎儿器官系统分化的关键时期，可能诱发胎宝宝先天畸形。

抚摸胎教与语言胎教

正常情况下怀孕2个月开始，胎宝宝就在母体内活动了。胎宝宝在这个阶段的活动幅度很小，所以孕妈妈还感知不到。

随着妊娠月份的增加，胎宝宝的活动幅度会越来越增大。胎宝宝会在妈妈肚子里吞吐羊水、眯眼、咂手指、握拳、伸展四肢、转身、翻筋斗等。

过了孕早期，就可以实施抚摸胎教了。抚摸胎教是准父母与胎宝宝之间最早的触觉交流，通过抚摸孕妈妈的腹部，使胎宝宝能感觉到父母的存在并做出反应。

它的好处在于：可以锻炼胎宝宝皮肤的触觉，并通过触觉神经感受体外的刺激，从而促进胎宝宝大脑细胞的发育，加快胎宝宝的智力发展；激发起胎宝宝活动的积极性，促进运动神经的发育。

经常受到抚摸的胎宝宝，对外界环境的反应也比较机敏，出生后翻身、抓握、爬行、坐立、行走等大运动发育都能明显提前。

准爸爸应经常隔着肚皮轻轻地抚摸胎宝宝，一边抚摸一边与胎宝宝说话，将抚摸胎教和语言胎教结合起来，胎教效果是非常好的。

小贴士

宝宝的大脑发育主要在胎儿期，这时接受的良性刺激越多，大脑的发育就越完善。接受语言胎教的胎儿在出生后智商较高，反应敏捷。

第15周　合理补充孕期营养

孕妈妈的皮肤变化及应对方法

怀孕之后，因为身体激素的变化，孕妈妈的皮肤容易发生很多问题。如皮肤干燥粗糙，生暗疮，有妊娠斑都是常见问题。

内分泌系统功能重新调整，会使皮肤上出现色素沉着，尤其是鼻梁两侧的皮肤更为明显，皮肤也会变得特别敏感，对紫外线抵抗力减弱，很容易被晒黑。这些症状在产后会慢慢消失，但采取一些保护措施还是必要的。

怀孕期间皮肤比较敏感，如果使用过多的化妆品，会刺激皮肤，引起过敏症状。选择温和的洗面产品，防止皮肤的分子结构被破坏。更不要试图用浓妆来遮盖面部皮肤的瑕疵。外出时，最好用防晒霜，带上遮阳伞和帽子。

保证良好的睡眠，多吃含优质蛋白质、B族维生素、维生素C的食品，会给皮肤提供更多营养。

为了避免因妊娠反应引起各种皮肤问题，孕妈妈可以多做做面部按摩。面部按摩既可以加快皮肤的血液流通，促进新陈代谢，又能保持皮肤的细嫩，帮助皮肤的机能在产后早日恢复。要注意的是，在按摩前记得先把脸

小贴士

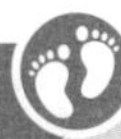

34℃左右的水温是最佳的洗脸水温度。这样水的性质和皮肤细胞内的水十分接近，容易透过细胞膜，溶解皮脂，开放汗腺管口使废物排出，还有利于皮肤吸收水分，变得柔软细腻，富有弹性。

上的污垢洗干净，在脸上均匀地涂上面霜，用中指和无名指进行按摩。

适量进食动物肝脏

我们知道动物肝脏中铁质丰富，是补血食品中最常用的食物。特别是猪肝，其营养含量是猪肉的十多倍，可调节和改善贫血患者造血系统的生理功能。

其实，动物肝脏含有丰富的消化酶以及钙、铁、锌、镁等矿物质。一些重要的维生素，如维生素D、维生素A、维生素B_1、维生素B_2、维生素B_{12}等在肝脏中含量也很丰富。孕妈妈平时注意吃一些动物肝脏，有利于预防因蛋白质、钙、铁、锌、维生素B_2、维生素A、维生素D缺乏引起的多种营养缺乏性疾病。

食用肝脏也不宜过多，因为肝脏是动物的解毒器官，有害物质是在肝脏内降解消除的，所以会有些未降解完全的毒物仍存留于其中。孕妈妈在妊娠期每周食用2～3次即可，最好是各种动物肝脏交替食用。孕妈妈过多食用动物肝脏，易导致体内维生素A达到危及胎儿的水平，并可能有致畸的风险。

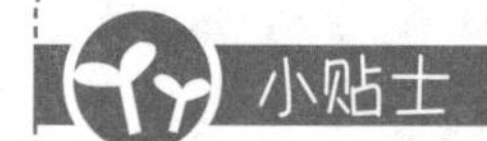

动物肝脏在食用前一定要洗清干净，反复用水浸泡，尽量将肝脏里的血液清洗掉。

另外，羊肝中的维生素A、维生素D等含量极高，过量摄入会致中毒。因此，为了安全食用，在进食动物肝脏时要适量，并采用正确的清洗、加工方法。肝脏在食用前应切成小块，在清水中浸泡，以便把有毒物质从肝脏中排除。

多吃含钙丰富的食物

钙和磷是构成人体骨骼和牙齿的主要成分。孕妈妈摄入的钙除供给自身的需要外，还必须为胎儿的生长发育提供充足的钙质。

胎儿骨骼和牙齿在出生前即开始钙化，到出生时全部牙齿已经在牙床内形成。第一恒齿也已钙化。尤其在妊娠后期，钙化速度增快，这时胎宝宝和孕妈妈对钙的需要量都会增加。

若钙供给不足时，母体首先会动用自己骨骼中的钙供给胎儿需要，而导致孕妈妈骨质软化、变形，常出现腰痛的症状，也易造成难产。胎儿也易发生先天性佝偻病和牙齿发育不良。另外，母体储存的钙不仅供胎儿生长发育使用，还要为泌乳做准备。

小贴士

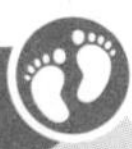

临睡前吃钙片，可以为夜间的钙调节提供钙源，阻断体内动用骨骼中的钙，并且睡前吃钙片，具有镇静作用，有助于睡眠。

孕早期每天需补钙800毫克，孕中期每天摄入钙1000毫克，孕晚期则需要1200毫克。

为了补充足够的钙质，孕妈妈每天都要吃些富含钙的食物。钙的来源以奶及奶制品为最好。奶类中不但含钙量高，吸收率也高，是补钙的良好来源。蛋黄和鱼类含钙很高，蛋黄一般每100克含钙100毫克以上。虾皮含钙极高，每100克达991毫克。植物性食物中，干豆类含钙量最高，大豆制品最高可达每100克含钙1019毫克，一般含量也达到每100克含钙100毫克～400毫克。

适合孕中期的运动

怀孕中期胎盘已经形成，造成流产的可能性较小。这个时候胎宝宝还不是很大，孕妈妈也不是很笨拙，所以适当增加运动量对孕妈妈和胎儿的健康有益。

如果孕前没有运动或者运动量小，这时可以做一些轻微的活动，散步、坐健身球等；如果孕前一直坚持运动，这时可以游泳、打乒乓球。但爬山、登高、蹦跳之类的剧烈运动都不适合孕妈妈。

散步

孕妈妈增加运动量并不是说增加运动强度，而是提高运动频率、延长运动时间。散步时最好控制在4千米/小时，每天1次，每次30～40分钟，步速和时间要循序渐进。

在阳光下散步可以借助紫外线杀菌，还能使皮下脱氢胆固醇转变为维生素D_3，这种维生素能促进肠道对钙、磷的吸收，对胎宝宝的骨骼发育特别有利。

孕妇体操

做操之前排尽大小便能减轻腰腿疼痛，松弛腰部和骨盆的肌肉。做操时动作要轻，要柔和，运动量以不感到疲劳为宜。

健身球

孕妈妈可以到专业的妇幼保健院做，也可以买回家自己做。健身球很有弹性，可以承受300多千克的重量，孕妈妈坐在健身球上，就像浮在水面上很舒服，能大大减轻下肢的压力，还可以前后左右运动，这样就锻炼了骨盆底肌肉的韧带。在孕晚期使用健身球，有助于分娩。

需要注意的是，在运动过程中出现头晕、气短，宫缩频率增加，某个部位疼痛，阴道突然有血丝或大量流血，要立即停止运动，做必要处理。

小贴士

孕妈妈适当做运动是必要的，但在运动之前，必须对自己的基本健康状况、对于所从事运动的专精程度、运动的种类、运动时的环境以及运动的时间长短等都加以考虑，运动时，脉搏不要超过150次/分，体温不要超过37.5℃，时间以30～40分钟为宜。

帮助胎宝宝建立记忆

医学界多数人都认为，胎宝宝具有记忆、感觉的能力，而且这种能力还将随着胎龄的增加逐渐增强。

怀孕第4个月，胎宝宝的脑神经已经发达起来，胎宝宝已经具备了思维、感觉和记忆功能，这种迅速增大的记忆储存开始引导胎儿行为的发展，而且这种记忆正在无意识地对人的一生产生巨大的影响。

胎教是教育的启蒙，由于胎宝宝在子宫内通过胎盘接受母体所供给的营养和母体神经反射传递的信息，使胎宝宝脑细胞在分化、成熟过程中，不断接受母体神经信息的调节与训练。

婴儿出生后，当被母亲用左手抱在怀里，听到母亲心脏跳动的声音时，很快就能安然入睡。

研究证实，胎宝宝对外界有意识的激励行为的感知体验，将会长期保留在记忆中，并对其未来的个性以及体能和智能产生相应的影响。妊娠期间孕妈妈对胎宝宝进行胎教可以帮助胎宝宝建立良好的记忆系统，这样对于出生后的成长非常有利。

第16周　宝宝，你能听见妈妈说话吗

及时有效补充孕期营养

胎宝宝健康成长需要充足、完整、均衡的孕期营养。从怀孕开始，胎宝宝每一个阶段的健康发育都需要各种营养素，缺乏任何一种营养素，都可能对胎宝宝造成不可挽回的影响。而和我们从食物里获取营养不同，胎宝宝是从孕妈妈的身体里获取营养的，所以孕妈妈必须及时、有效地补充营养。

人的先天智力条件好坏，与胎儿期从母体吸取的营养有密切关系。人的大脑主要由脂类、蛋白类、糖类、B族维生素、维生素C、维生素E和钙这7种营养成分构成。和胎儿智力发育有关的重要营养素有：优质蛋白质、卵磷脂、叶酸等，以及多种维生素和锌、铜等微量元素。

怀孕早期是胎儿细胞分裂期。胚胎着床后就开始大脑的发育，这时受精卵不断地分裂，一部分形成大脑，另一部分形成神经组织。如果在这个阶段营养缺乏，可能缩短胎儿脑细胞的分裂期，从而直接影响脑细胞的数量。孕妈妈在妊娠期间如果摄入的营养较低，就会影响胎儿智力的发育。所以，孕妈妈应努力进食，少吃多餐，保证营养，为孩子的聪明健康打下良好基础。

小贴士

孕中期后，孕妈妈每天需摄取2100卡路里的热量，要有一定量的蛋白质、脂肪、矿物质和维生素的摄入，蛋类、牛奶、鱼、肉、动物肝脏、豆制品、海带、蔬菜、水果等食物都是很好的选择。

孕中期、孕晚期是胎儿脑细胞的增殖期。这一阶段，胎宝宝对营养的需求达到高峰，需要大量的蛋白质、维生素C、叶酸、B族维生素、铁质和钙质。此时营养素供给不足，脑细胞就不能充分增大，会造成脑细胞的体积减小。

患有心脏病孕妈妈的注意事项

妊娠后期，由于心搏量和心率增高，血容量增加，心排出量也相应增加。心率随妊娠期的进展而逐渐增快，足月时比未孕时每分钟增快15次。每次搏出量比未孕时增加30%～40%，孕28～32周达到高峰。

由于妊娠，孕妈妈代谢率提高，耗氧量比孕前增加15%～25%。再加上孕妈妈体重增加，体内水钠潴留，胎盘血循环形成，子宫增大，引起膈肌上升，使心脏发生移位，这些也加重了心脏负担，尤其是到了妊娠晚期，这些负担更容易导致心脏功能的进一步衰退。

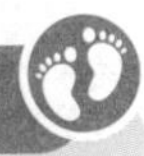

小贴士

产后子宫收缩及静脉回流增加会加重心脏负荷，所以患有心脏病的孕妈妈，仍需在产后数天内密切注意心脏功能的变化。

有器质性心脏病的孕妈妈，发现怀孕应立即到医院检查，最好能明确心脏病的病因、病变程度、心脏代偿功能，以决定是否可以继续妊娠。

患心脏病的孕妈妈，要预防心力衰竭，安排好自己的工作、生活，每日保证至少10小时的睡眠，避免过度疲劳，防止情绪过度激动。

唐氏综合征产前筛查

为了减少胎儿出生性缺陷，在怀孕前后要做一系列的检查。在孕中期，孕妈妈千万别错过做唐氏筛查。

唐氏综合征是一种染色体缺陷病，人类细胞的染色体对数应该为23对，46条，其中一半来自父亲，一半来自母亲。正常人有22对常染色体，病因就是在患者的第21对染色体上多了1条染色体，因为多了1条21号染色体，所以唐氏综合征又称为21－三体综合征。唐氏综合征患儿具有严重的智力障碍，先天愚型，伸舌样痴呆，生活完全不能自理，并伴有复杂的心血管疾病，这一病症终生无法治愈。

唐氏血清筛查是检查唐氏儿的有效方法，唐氏筛查既能缩小羊水检查的范围，又不会遗漏可能怀有唐氏儿的孕妈妈，所以每一位孕妈妈都要在合适的时间内进行唐氏筛查。唐氏血清筛查中，检查血清AFP、HGG还可筛查出神经管畸形、18－三体综合征高危孕妈妈。

神经管畸形是一类中枢神经系统的出生缺陷。中枢神经系统包括大脑和脊髓，是从胚胎时期的神经管发育而来。如果在胚胎发育时神经管不能闭合就会产生神经管畸形，导致死胎或者出生后夭折，即使是成活的新生儿，也通常有精神和身体上的缺陷。

小贴士

有的妈妈问，既然唐氏筛查准确率不高，为什么不直接作羊水穿刺检查呢？原因是羊水穿刺检查有一定的风险，有可能引起羊膜破裂，导致流产，检查的费用较高。唐氏血清筛查是经济、简便，对胎儿无损伤的检测方法。

外界声音是如何传递给胎宝宝的

听觉在人体的智力发育中起着非常重要的作用，胎宝宝是怎么听到外面的声音的呢？

研究发现，凡是能透过身体的声音胎儿都可以感知到。这是因为人体的血液、体液等液体传递声波的能力比空气大得多。这些声音信息不断刺激胎儿的听觉器官，并促进其发育。

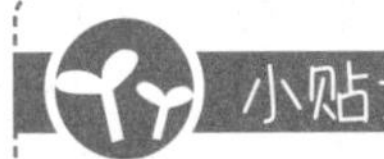

胎儿对500～1500赫兹的声音感觉比较舒服，喜欢听节奏平缓、流畅、柔和的音乐，害怕各种高分贝的噪声。

胎儿到4个月时就有了听觉，到6个月时听力几乎和成人相等。孕6个月时，胎宝宝大脑的听觉皮质已经形成许多通路，能听到一个复杂范围内的音调和响度。

胎宝宝在有了听觉之后，只要落在胎宝宝听觉范围内的声音都会被收入耳内产生听觉传入大脑。许多外界的声音都可以传到子宫里。胎宝宝听到最持久的是母亲的声音。孕妈妈在说话时，声音通过空气传入胎宝宝耳内，同时母亲说话产生的震动也会通过身体传播进入胎宝宝耳内。外界的声音在经过厚厚的腹部子宫和羊水后，大部分声波被反弹回去，或者被衣物和皮肤吸收，只有妈妈的声音是胎宝宝最能清楚认知的声音。

出生几天的婴儿哭闹时，妈妈把婴儿抱在左胸前，婴儿会很快静下来安然入睡。这是因为胎宝宝在母亲体内时，就习惯了母体血流的声音和心脏的搏动。这种声音和搏动，让小婴儿感到宁静和安全。

如何实施语言胎教

语言胎教是胎教中最重要和最基本的不可忽视的环节。正确的语言胎教让准父母用亲切、生动、形象的语言与胎儿对话，能够让胎儿感觉到爱，感觉到自己和父母的存在。

胎儿从妊娠第6个月起就已经完全能够听到母体内外的各种声音，做出相应的反应，这是胎儿能接受语言胎教的基础。

孩子的大脑发育主要在胎儿期，这时接受的良性刺激越多，大脑的发育就越完善。有关研究显示，接受语言胎教的孩子智能较高，反应敏捷。而且，在胎儿期，胎儿的大脑会产生记忆。

小贴士 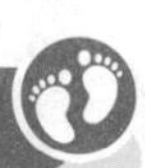

准爸妈的行为会对胎儿大脑带来有效的刺激，绝不能把语言胎教看作是负担，通过和胎儿一起感受每天的生活，培养胎儿对母亲的信赖感。

早晨起来先对宝宝说一声“早上好”，告诉他，早晨已经到来了。孕妈妈可以把生活中的一切都对胎儿叙述。外出时看到一切美好的东西都可以和胎宝宝说说，这样可以让胎宝宝感受到世界的多姿多彩。

孕妈妈可选购色彩丰富，富于幻想，适合胎儿成长的儿童画册。孕妈妈可以把头脑中想象的及实际情况都用语言表达出来，语言讲解视觉化可以更具体地把感受传递给胎儿，胎儿就会逐渐地接收这些信息。

语言胎教可以加深孩子出生后与父母的感情，有利于培养孩子健全的人格，提高孩子的情商。

准爸爸在语言胎教中的作用

在妻子怀孕时，准爸爸应该和孕妈妈一道对小宝宝进行胎教。最简单的方法是坚持每天对子宫内的胎儿讲话。

声学研究表明，胎儿在子宫内最适宜听中、低频调的声音。恰好，男性说话声正是以中、低频调为主的。所以说，胎宝宝不仅喜欢孕妈妈温柔的声音，也热爱准爸爸低沉、宽厚的嗓音。

准爸爸坚持每天对子宫内的胎儿讲话，让胎儿熟悉父亲的声音，这种方法能够唤起胎儿最积极的反应，有益于胎儿出生后的智力及情绪稳定。

准爸爸在语言胎教中需要注意，要用平静的语调开始，随着对话内容的展开再逐渐提高声音，不能一下子发出高音而惊吓胎儿。

准爸爸可以每天抽空和胎儿聊天。和孕妈妈肚子里的宝宝打个招呼，做个简单的问候，或者讲故事、朗诵诗词、唱歌、念儿歌给宝宝听，还可以跟胎宝宝讲讲这一天中发生的有趣事情，这些都对胎宝宝脑部发育有很大的帮助。

准爸妈温柔地对胎宝宝说话，还可以刺激胎儿的听觉发育，增进胎儿的舒适和安定感，让孕妈妈肚子里面的胎宝宝有被爱的感觉，使胎宝宝与准爸妈之间的联系更为密切。

小贴士

每天的语言胎教，爸爸不要讲太复杂的句子，最好每次都以相同的词句开头和结尾，这样可以加深胎宝宝的记忆，循环发展，不断强化，效果会很好。

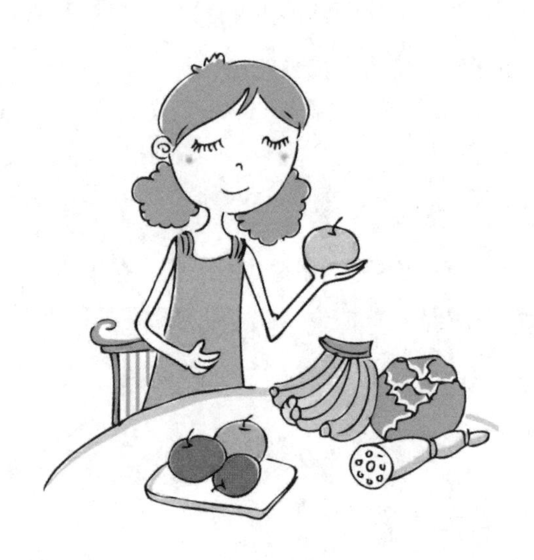

PART 05

孕5月（17～20周）

妈妈能感觉到胎动了

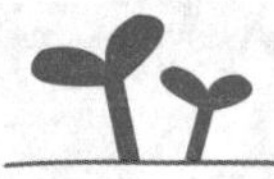

胎宝宝的发育情况

5个月的胎儿已懂得吮吸拇指了，根据外生殖器开始能分辨男或女，如果用听诊器可听到胎儿的心音。

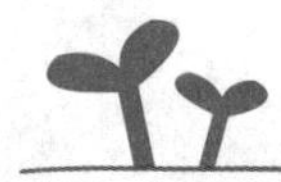

孕妈妈的身体变化

此阶段孕妈妈的子宫也迅速增大，腹部已经明显隆起，子宫底已经在耻骨联合与肚脐之间，通过抚摸可以感觉到子宫底的大致位置。

第17周　最舒服的孕期生活开始了

早餐谷类食物不可少

孕期需要特殊的营养，而好的营养从每天的早餐开始。孕妈妈早餐不可缺少谷类食物，主要包括米、面、杂粮等，谷类食物给人体提供碳水化合物、蛋白质、膳食纤维及B族维生素。

谷类食物中的碳水化合物，即糖类，最易为人体消化吸收，为人体各项生理活动提供能量。

谷类食物还是B族维生素的重要来源，其中的硫胺素、泛酸、烟酸和少量的核黄素等，是胎儿神经系统发育必不可少的元素。此外，B族维生素对妊娠剧吐等孕期反应有着良好的缓解作用，并能促进消化液分泌，可增强食欲。

谷类食物还含有一定的卵磷脂和植物固醇，能够促进胎儿的神经发育。

早餐时如不摄入谷类食物，身体势必要靠蛋白质或脂肪来提供热能，而脂肪在提供热能的同时，却会产生对人体有害的代谢物。因此，为了孕妈妈自身和胎儿的健康，孕妈妈早餐应该有一定量的谷类食品。

小贴士

在食用谷类食物时，孕妈妈需要注意以下两点：

1.粗细搭配，因为精米、精面在加工过程中损失了大量的维生素和矿物质，要适当地吃点儿粗粮。

2.多选择全麦食物，如全麦面包、全麦麦片等，保证每天30克纤维素的摄入。此外全麦食物还能提供丰富的铁和锌。

经常使用电子产品对胎宝宝有影响吗

各类电子产品都或多或少会产生一些辐射，大到电脑、电视机、微波炉，小到手机、路由器等。电磁波辐射可能会导致孕妈妈流产、胎儿畸形。因此，孕妈妈在使用这些电子产品时还是应多注意方法和时间。

关于使用手机，在信号较强的地方使用，手机在接通的刹那，辐射最强。避免把手机挂在胸前，并远离手机充电器。

操作电脑时，距离显示屏不少于30厘米。

看电视时，人与电视机的距离最好保持在3米以上，且关机后要立即远离电视机。

使用微波炉时，与微波炉保持0.5米以上的距离，不看炉门，并避免在炉前久站；取出食物后，放置几分钟再吃。

电吹风在开启和关闭时辐射较大，孕妈妈在使用时要尽量离头部远一点儿；使用时最好将电吹风与头部保持垂直，间歇使用，以降低电吹风的辐射。

小贴士

在生活饮食上，孕妈妈也可以通过以下方法防辐射：

1.在电脑旁放上几盆仙人掌，以有效吸收辐射。

2.多吃富含维生素A、维生素C和蛋白质的食物，如胡萝卜、豆芽、西红柿、瘦肉、动物肝脏等。

电热毯本身就相当于一个电磁场，即便关上电源，仍有辐射，孕妈妈应该避免使用。

此外，家电不要集中摆放，同时尽量缩短不必要的电器使用时间。

产前检查要定期

产前定期检查可以全面了解孕妈妈和胎宝宝的基本状况，有效监控孕妈妈和胎宝宝的健康状况，通过超声波检查，还可以判断胎儿的胎位，确定预产期，从而为之后的孕期保健、产前管理打好基础。

一般而言，产前检查的项目主要有以下几项：

1.血常规检查，以便及早发现贫血等血液系统疾病。

2.各型肝炎、肝脏损伤检查，以有效预防母婴传播，降低母婴乙肝病毒感染率。

3.弓形虫病毒、风疹病毒、巨细胞病毒、单纯疱疹病毒检查，以确认孕妈妈处于免疫状态。

4.ABO溶血检查，以避免发生流产、死胎、畸形、婴儿溶血症等病变。

5.染色体检测，以便及早发现克氏征等遗传疾病。

6.尿常规检查，降低肾脏存在疾患的孕妈妈的孕育风险。

7.乳腺检查，及早发现并治疗乳腺疾患，为哺乳做好准备。

8.神经管畸形筛查，以减少先天愚型儿的出生。

9.胎心监测，并检查胎宝宝的心脏功能。

10.B超检查，用于了解子宫内情况及胎儿大小，从而决定生产方式。

小贴士

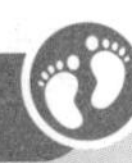

冬季是高血压高发季节，对于患有高血压的孕妈妈，冬季孕期检查需要注意以下几点：

1.加强产前检查，感觉不适应及时就医。

2.保持心情愉快，保证睡眠充足，饮食宜清淡。

教你读懂超声检查单

超声检查，即B超检查，是孕妈妈在孕期必须做的一项医疗检查，然而超声检查单中的各项名词、数据却让人不知所云。这里就来解释一下其中主要的名词、数据。

头臀长（CRL），指胎儿头部到臀部的长度。

头部大横径（BPD），指胎儿头部左右两侧之间最长部位的长度，是推定胎儿体重的重要数据。

股骨长度（FL），指胎儿大腿根部到膝部的长度，是判断胎儿发育状况的重要指标。

腹部前后径（APTD），指胎儿腹部前后间的厚度；胎儿腹部的宽度（TTD），两者是推定胎儿体重及判断胎儿腹部发育状况的重要数据。

胎囊，孕早期才能够看到，其位置一般在子宫的宫底、前壁、后壁、上壁、中部，呈圆形或椭圆形。

胎头双顶径，指胎儿头部左右两侧最宽部位的长度，是判断胎龄、胎儿体重、胎儿成熟度的重要指标。足月胎儿的双顶径在8厘米～10厘米。

胎心，胎心强则正常，胎心弱可能是胎儿正在睡眠，也可能有异常情况。正常胎心率为120次/分～160次/分次。

小贴士

孕妈妈应该做超声检查的几种情况：

1.阴道出血。

2.妊娠周数与腹部大小不符。

3.临产前估算胎儿大小，确定是否能够经阴道分娩。

4.无法确定胎位。

5.妊娠超过预产期。

胎盘，其正常厚度应在25毫米~50毫米。

羊水深度，3厘米~7厘米为正常，大于7厘米为羊水增多，小于3厘米则为羊水减少，都不利于胎儿生长。

给胎宝宝起个小名

准爸妈不妨给胎宝宝起个小名，不仅表示对宝宝的重视，也是为了更好地、更方便地与胎宝宝“对话交流”，为胎教做好准备。另外，经常叫唤胎宝宝的名字，可以引起胎宝宝的条件反射，这样当准爸妈叫胎宝宝的名字时，胎儿就会做出反应了。

给胎宝宝起名字的时候，要选用那些叫起来比较响亮的字眼，如“乐乐”“贝贝”等，不仅容易叫，也容易被胎宝宝记住。

每天清晨起床，孕妈妈轻声叫唤胎宝宝的名字，对胎宝宝说一声“早上好”，从而让一天的胎教有个良好的开端。每次给胎儿做胎教前，可先叫胎宝宝的名字，胎教效果会更好。

准爸妈经常跟胎儿交流，胎儿可以通过听觉和触觉感受到父母的呼唤，从而增进亲子间生理和情感上的沟通和联系，有益于胎儿的身心发育。

小贴士

给胎儿起名可以更好地实施胎教，胎教对胎儿的成长非常重要，其作用主要体现在以下三点：

1.有效促进胎儿大脑的健康发育。

2.有利于胎儿的心理健康。

3.有利于完善胎儿的人格。

第18周　肚子微微隆起

过量服用维生素的不良影响

孕妈妈缺乏维生素不行，但维生素摄入过多，也会给孕妈妈和胎儿带来伤害，甚至会引起胎儿生理缺陷。

孕妈妈过多摄入维生素A，不仅自身会中毒，还会使胎儿的大脑、心、肾等器官出现先天性缺陷。

孕妈妈过量服用维生素B_6，将导致胎儿对维生素B_6产生依赖性，在胎儿出生后，因不能获得充分的维生素B_6，而出现如易受惊、易兴奋、吵闹不安、眼球震颤等一系列异常现象。孕妈妈大剂量服用维生素B_6，还可能造成胎儿短肢畸形等严重后果。

维生素K是促进血液正常凝固及骨骼生长的重要维生素，但孕妈妈在补充维生素K时也要适量。证据表明，一次摄入10毫克以上维生素K_3，可导致溶血性贫血、高胆红素血症，早产儿还会并发核黄疸、抽风，最终对其智力造成损伤。

孕妈妈服用过量维生素D会引起中毒，导致食欲下降、恶心、呕吐、腹痛、腹泻等。

因此，孕妈妈在补充维生素时，一定要适量，最好通过食补，这才是有效和安全的方式。

小贴士

富含维生素K的食物有：

蔬菜类：菠菜、甘蓝、芥菜、香菜等绿叶蔬菜；

奶制品：奶、乳酪、酸奶、酸奶酪、奶油、干酪等；

其他：鱼、肝、大豆油、螺旋藻、猪肝、肉类、坚果等。

关于胎盘的知识

胎盘依附于子宫，是胚胎与母体组织结合后产生的黄金物质，是胎儿和母体的沟通桥梁，是两者交换氧气、营养、血液的工具。

胎盘主要由叶状绒毛膜、羊膜和底蜕膜构成。

叶状绒毛膜是胎盘最关键的部分，其大部分构造就是绒毛。母体受孕一个月左右，绒毛内的血管便开始逐渐产生，胎盘循环系统也随之产生。胎儿发育所需的许多黄金物质，可以通过胎盘循环系统从流过胎盘的血液中获取，这便是胎盘的价值所在。

羊膜是胎盘的最里层，非常薄，介于0.02毫米～0.5毫米。羊膜虽然很薄，却是由成纤维细胞、上皮细胞层、基底膜、致密层和海绵层五层更薄的膜构成。

底蜕膜的最下端有一层非常薄的板，称为蜕膜板，通过这块薄板，孕妈妈的子宫螺旋动脉就能与胎儿的血液进行汇合，从而让两者的血液完成交换工作。

小贴士

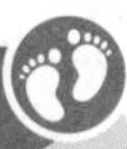

胎盘发育状况与孕妈妈的健康、胎儿发育息息相关，孕妈妈需注意以下两种风险：

1.胎盘前置，易造成孕后期大出血。

2.胎盘早剥，会增大胎儿缺氧的风险。

胎盘能够将那些大型的细菌和病毒隔离开，保护胎儿的安全。胎儿通过胎盘来获取营养并完成代谢。此外，胎盘还能产生各种激素，帮助母体调节身体，保证两者的健康。

孕妈妈应做好个人清洁卫生

孕期汗腺和皮脂腺分泌旺盛，孕妈妈应该勤洗头、勤洗澡和勤换衣服。

洗头能让头发保持清洁、柔顺、光亮；洗澡可以促进血液循环和皮肤的排泄作用。此外，由于孕期阴道分泌物增多，孕妈妈应每日用温水清洗外阴部，以免发生感染。

孕妈妈洗澡宜采用淋浴方式，这样可以有效避免水中的细菌、病毒进入阴道、子宫而引发尿路感染、阴道炎、输卵管炎等病症。孕后期则最好坐在有靠背的椅子上淋浴，以防跌倒。

洗澡时，水温应保持在38℃以下，水温过高会损伤胎儿的中枢神经系统。研究显示，孕妈妈体温上升2℃时，胎儿的脑细胞发育就会停滞；上升3℃，则有杀死脑细胞的可能。

洗澡时间不宜太久，每次不要超过20分钟。浴室空间较小，温度较高，而热水又使得孕妈妈体表的毛细血管扩张，洗太长时间容易出现缺氧、大脑供血不足的情况。

小贴士

孕妈妈在冬夏两季洗澡时须注意：

1.冬季气温低，不宜立即进入高温的浴室，而应提早进入浴室，逐步适应浴室内渐升的温度。

2.夏季气温高，不宜贪凉，洗冷水澡，且洗完澡后应立即擦干头发及身体，穿好衣物后再出来，以防受凉。

外阴部及乳房的护理要点

整个妊娠期，由于孕妈妈内分泌的变化，其下身和乳房分泌物增多，需要格外注意，并做好护理。

首先，孕妈妈要养成规律的生活习惯，作息要规律，平时多饮水，少吃辛辣、刺激性的食物。其次，在便前便后，孕妈妈要注意手的清洁卫生，勤洗手。此外，由于下身分泌物增多，外阴潮湿，易滋生细菌，因此要注意清洗外阴部，无须用药液，清水淋浴即可。

孕期乳房护理能促进乳腺发育，保持乳腺导管畅通，以利于产后泌乳，还可以增加孕妈妈皮肤的弹性，以避免乳房松弛下垂。

乳房护理首先要穿戴能给乳房提供良好支撑的胸罩，保证乳腺的正常发育。其次要及时清理乳头上结痂状分泌物，以防乳腺导管出口堵塞。乳头扁平或者凹陷的孕妈妈，还要进行矫正。

至于乳房按摩护理，最好从孕中后期开始，孕早期是最容易流产的时期，按摩乳房易引起宫缩，从而加重流产的危险。

小贴士

乳头扁平和乳头凹陷的矫正方式：

用一手托住乳房，另一只手的拇指和食指捏住乳头根部上下左右转动并向外牵拉，每天2次，每次按摩3～5分钟。

在矫正过程中，如感觉不适，出现宫缩、早产迹象须马上停止。

科学地晒太阳

孕妈妈经常晒太阳非常有好处，因为人体对钙的吸收离不开维生素D，而维生素D需要在阳光中的紫外线参与下才能在体内进行合成。利用“日光浴”来促进钙吸收是既简单又实用的方法。

孕妈妈应该在自然条件下晒太阳，不应隔着玻璃晒。

在冬季天气晴朗的日子里，孕妈妈每天应晒一小时以上的太阳。晒太阳时，需将帽子和手套摘掉，尽量将皮肤暴露在外，使阳光与皮肤可以亲密接触。

在天气炎热的夏季，要避免暴晒，并适当减少晒太阳时间；同时避免直晒，适当使用防晒用品，做好防晒措施。

晒太阳的时间应该选在上午9～10点、下午4～5点这两个时段，此时的紫外线不是太强，不会对皮肤造成伤害，对胎儿和孕妈妈都有利。

对于职场孕妈妈，如果条件允许，最好将办公室的座位调到向阳的位置，在每日午休或其他休息时间多到阳台、广场等室外场所走动走动，与阳光亲密接触一下。

小贴士

在做好物理防晒的同时，孕妈妈还可以通过食用以下食物来增强防晒效果：

1.番茄：富含抗氧化剂番茄红素，每天摄入16毫克番茄红素，能有效降低晒伤系数，且食用熟番茄效果更好。

2.坚果：富含不饱和脂肪酸和维生素E，有效防止色素沉积。

3.鱼肉：研究发现，每周吃三次鱼肉能有效预防紫外线侵害。

美学胎教

世界充满了各种各样的美，孕妈妈可以通过美学胎教让胎儿感受世界的美。

美学胎教主要包括音乐美学、形体美学和大自然美学三部分。

音乐美学。孕妈妈在孕期经常听清新、愉快且富有节奏的乐曲，有助于胎儿大脑边缘系统和脑干网状结构发展，从而促进胎儿的大脑和感觉发育。音乐还能促使孕妈妈分泌一些有益于健康的物质，从而调节血液流量，改善胎盘供血状况，增加血液里的有益成分，促进胎儿的发育和成长。听一听舒心的音乐，有助于孕妈妈调整情绪、消除疲劳。同时，经常听音乐有利于刺激胎儿的乐感。

形体美学。研究表明，孕妈妈化妆打扮，塑造良好的外在形象也是胎教的一种，能使胎儿在母体内就感受美，从而获得初步的审美观。

大自然美学。孕妈妈应多置身大自然，欣赏美丽的景色，以促进胎儿大脑细胞和神经的发育。

小贴士

不同的乐曲具有不同的作用，孕妈妈可以根据需要来选择，以下提供几种供参考：

催眠乐曲：《二泉映月》《渔舟唱晚》《仲夏之梦》《蓝色多瑙河》等。

安神镇静乐曲：《春江花月夜》《丝绸之路》等。

消除疲劳乐曲：《星空小夜曲》《蓝色的爱》《绿袖子》《水上音乐》等。

促进食欲乐曲：《格里格小夜曲》《花好月圆》《葫芦丝：阳光下的凤尾竹》《欢乐舞曲》等。

第19周　第一次胎动

胎动产生的原因

胎儿逐渐发育长大后，就会伸展屈曲的四肢，这些动作能帮助胎儿适当发育身体肌肉。

约从孕8周起，胎儿就会开始运动，不过动作都很细微，母体还无法察觉。从孕16周结束起，胎儿的四肢便发育完全，开始活跃地运动，这时孕妈妈便可以感觉到胎动。胎儿的拳打脚踢、转身等动作，孕妈妈不仅能感觉到，有时也能看到。

孕20周时，胎儿每日胎动的次数平均约为200次；孕32周时则增加为375次，每日的胎动次数可能介于100～700之间。孕30～32周之间胎儿胎动最为显著。

孕32周之后，胎儿逐渐占据子宫的空间，其运动幅度明显受到限制。尽管行动受限，但胎儿偶尔仍会发出用力地一击。当胎儿的头部撞到骨盆底的肌肉时，孕妈妈会突然感觉被重击。

除为了锻炼及协调成长中的肌肉而运动外，孕妈妈的运动、姿势、情绪，外界的强声、强光及触摸腹部等，都能引起胎动。

小贴士

胎动的次数、快慢、强弱等可以体现胎儿的安危，孕妈妈在碰到以下异常胎动时，须多加留心，必要时需及时就医。

1.胎动突然减少。

2.胎动突然加快。

3.胎动突然加剧，并伴有阴道出血、腹痛、子宫收缩、严重的休克等症状。

4.急促的胎动后，突然停止。

超声检查在妊娠中期的意义

在整个孕期中，妊娠中期的超声检查是必不可少的，其每个检查重点有着特别的意义。

1.检查测量羊水量。超声检查能比较准确地测量羊水量。羊水过多或过少，都可能预示母体及胎儿的各种问题。

2.检查监测胎儿生长发育。测量胎儿各部位的数据，如测定胎头至胎臀的长度，测定胎头的双顶径、头围、腹围及胎儿股骨的长度，以判断胎儿的生长发育情况。

3.检查观察胎儿的生理活动。超声检查能够直观地观察到胎儿在宫内的活动状况，如呼吸、吞咽动作等，从而获知胎儿的健康状况。

4.检查发现胎儿畸形。超声检查是发现胎儿畸形的一个重要手段。此时，胎儿的各个器官已发育成形，超声检查能够很容易看出有无畸形。

小贴士 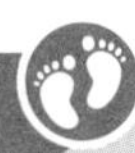

做超声检查时，孕妈妈需注意以下几点：

1.不要饿着肚子做超声检查。

2.穿宽大、易穿脱的衣服和鞋子，心情放松。

3.孕前期做超声检查须提前憋尿，孕中期、孕晚期则不需要。

4.做超声检查前不要吃红薯等容易胀气的食物。

5.检查了解胎盘的情况。超声检查能够清晰地看到胎盘的位置是否正常、胎盘是否成熟、胎盘是否与孕龄关系一致等情况，从而明确地诊断出前置胎盘、胎盘早期剥离等危险情况。

穿着打扮要舒适安全

孕妈妈着装首先要考虑衣服的舒适性，其次才是款式、花色、美观。

孕妈妈常常会感到热，建议选棉质或其他天然纤维材质的衣服，衣服最好轻薄宽大，腰身不能过紧，夏天多穿裙子，天凉则穿宽松的运动裤。

孕妈妈在内衣、内裤方面，也要选择宽松的、棉质的，从而保证血液循环顺畅，一定程度上减轻浮肿。尤其是胸罩，要适时更换。怀孕后，孕妈妈胸部日益胀大，孕5个月以后，胸罩相对孕前约增加了一个以上尺码；而孕7个月以后，胸罩尺码约比孕前增加两个。

在穿鞋方面，要选择舒适的低跟鞋，且选择鞋底防滑效果好的。不建议孕妈妈穿高跟鞋，也不建议穿完全平跟的鞋。另外，对于脚踝有些肿的孕妈妈，要选码数稍大、低鞋帮且无须系带的鞋。

在袜子方面可以适当穿弹力袜，不仅可以消除疲劳、腿痒，还能预防脚踝肿胀和静脉曲张。

孕妈妈在购买胸罩时，需要注意以下几点：

1.购买前要量好尺寸。

2.选择能加强对胸部承托力的。

3.选择可以调整肩带和背扣的。

4.选择棉质，且上半部镂空，采用可伸缩的面料。

肥胖孕妈妈怎样科学安排饮食

妊娠过程中，如果孕妈妈过多进食高热量、高蛋白的食品，活动量却有所减少，非常容易发胖。过胖不仅不利于产后的恢复，而且很可能会给母婴的健康带来危害，孕妈妈一定要预防肥胖现象的发生。

肥胖孕妇要注意饮食有规律，按时进餐，控制进食量。

饮食要注意多样化，糖类、脂肪含量高的食物，米饭、面食等粮食均不宜超过每日标准供给量。选择含脂肪相对较低的鸡、鱼、虾、蛋、奶。适当增加一些豆制品，保证蛋白质的供给，又能控制脂肪量。少吃含脂肪高的油炸食物、坚果等。多吃蔬菜水果，既能缓解饥饿感，又可增加维生素和矿物质的摄入。

小贴士

孕妈妈要适当地锻炼身体，积极参加户外活动和孕期保健运动，这样有利于新陈代谢，有利于能量的积累与消耗平衡，不但可以保证孕妈妈体重的合理增长，也不会影响胎儿的增长。

控制食盐的摄入量。过多摄入食盐会加重妊娠期体内的水钠潴留，增加体重和心肾负担。

适当地补充微量元素及维生素，有利于机体正常新陈代谢和能量合理分配与消耗，孕期可适当增食一些含钙、锌、维生素C、B族维生素丰富的食物。

孕期社交很重要

对孕妈妈来说，整日待在家里固然能保护胎儿，但这样也容易让孕妈妈产生不良情绪，甚至可能增加患产前抑郁症的风险。其实，正常的人际交往对孕妈妈不仅没有坏处，还有很多益处。

孕妈妈可以尝试多与家人沟通，告诉家人自己真正想要的，从而让自己免于焦虑，保持良好的情绪。

孕妈妈还可以继续与朋友保持良好的沟通，尤其是跟自己一样的孕妈妈，彼此见见面，吃吃饭，聊聊天，不仅可以缓解紧张烦躁的情绪，还可以相互交流孕产知识，让自己更好地应对孕产中遇到的问题。

小贴士

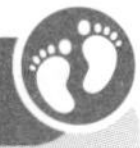

孕妈妈在与人交往时，也要把握适度原则：

1.杜绝接触烟、酒。

2.不去人群拥挤、环境嘈杂的场所。

3.不能熬夜，保证个人体力和精力。

现在网上有很多的孕妈交流群，孕妈妈可选择加入到这些社群，不仅可以与更多的孕妈妈交流怀孕心得，还可以向她们求助，解决自己面临的问题。而且跟这些孕妈妈在一起，还可以找到归属感，从而更好地调整情绪，缓解不良情绪。

胎教时间的选择

胎儿的发育是一个渐进的过程，因此胎教必须按照胎儿的成长发育进程来进行。

胎儿4个月大时就有了听力，这时进行听力方面的胎教，可以刺激胎儿的听觉器官成长，促进胎儿的大脑发育。

孕6个月时，胎儿的听力就接近成人了，可以听到母体内外的各种声音，并做出相应的反应。孕妈妈可以安排几首胎教音乐轮流播放给胎儿听。

给胎儿做胎教时，一定要在孕妈妈感觉有胎动，胎儿处在“清醒”的状态下进行。给胎儿做音乐胎教时，每天播放的次数不宜过多，2～3次即可；时间不宜过长，每次5分钟即可。此外，播放音乐时，音量也不宜过强。

怀胎十月，准爸妈一定要有耐心和恒心，即便工作生活再累再忙，每天至少也要抽出5分钟时间与胎宝宝亲密沟通，给胎宝宝良好的刺激。

小贴士

孕5个月时，孕妈妈可以给胎儿做这些胎教：

抚摸胎教：晚上躺在床上，身体放松，双手轻轻抚摸腹部，10分钟左右。

语言胎教：增加跟胎儿聊天的次数，给胎儿唱歌、讲故事。

注意：胎教开始前，叫胎儿的小名1分钟，提醒胎儿注意。此外，孕妈妈要充分休息，中午最好休息1～2小时。

第20周　可以来一次旅行

孕中期可以外出旅行吗

孕初期，孕妈妈妊娠反应比较严重，而且还要适应孕妇的身份，调整身心，不太适合出去旅行。孕晚期，孕妈妈肚子太大，行动不便，也不适合做长途旅行。

只有在孕中期，孕妈妈已经适应了自己的生理变化，妊娠呕吐等不适症状减少，身体处于最佳状态，且发生流产及早产的可能性最小，因而是最适合旅行的阶段。

不过在计划旅行前，最好先咨询医生，确定自己处于适合旅行的状态，同时备一些针对腹泻、疟疾的安全药品及复合维生素。

旅行计划要合理制定，不要过于劳累，在欣赏美景的同时，要保证身体有充分的休息。

出发前要查明旅行地的天气、交通、医疗及社会安全等状况，以便及早调整旅行计划。

旅行要有人陪同，孕妈妈不适合独自出游，也不适宜与一群陌生人出游，这会给孕妈妈带来额外的身心负担，影响其情绪。

在旅行过程中，需注意交通安全，乘坐交通工具时，一定要系好安全带；不可参与运动量较大、特别刺激及危险性大的活动，否则可能导致流产、早产或破水。另外，身体出现不适时，一定要立即去当地医院检查，防患未然。

小贴士

外出旅行不适合所有孕妈妈，有如下情况者不建议外出旅行：

1.有重复流产病史者。

2.曾发生早产或提早破水者。

3.胎盘异常者。

4.有先兆性流产或阴道出血者。

5.多胞胎怀孕者。

6.胎儿生长迟缓者。

7.患妊娠高血压综合征或妊娠糖尿病等疾病者。

8.严重贫血者。

9.慢性器官功能异常，需经常就医或长期服药者。

补充营养的小窍门

孕中期，孕妈妈早孕反应已过，食欲渐增，胃口极好，是调整和补充营养的最好时机。孕中期补充营养要做到缺什么补什么，缺多少补多少，在补充营养的同时防止营养过剩。

适当增加热能，每天的主食摄入量要达到或高于400克，且精、粗、杂粮搭配食用，并根据孕妈妈的体重增长情况及劳动强度适时调整热量摄入量。

增加优质足量的蛋白质摄入，以满足母体及胎儿的需要。此时相较孕早期应多摄入15克～25克蛋白质，且动物蛋白质占全部蛋白质的一半以上。

适当增加脂肪的摄入量。孕

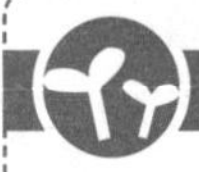

小贴士

在补钙过程中，孕妈妈需注意以下几点：

1.摄取含钙量丰富的食物。

2.增加室外活动，接受紫外线的照射，以保证钙的吸收。

3.适当增加运动，使钙沉积在骨骼上，从而被机体利用。

妈妈可以适当增加植物油的食用量，并食用花生仁、核桃、芝麻等必需脂肪酸含量较高的食物。

补充足够的维生素。孕中期对叶酸、维生素C以及B族维生素的需要量增加，孕妈妈应多食用含这些维生素的食物。

补充微量元素。从孕中期开始，孕妈妈要注意钙的吸收和体内钙的贮存，还要摄入足量的锌、铁，保证每天摄入1000毫克钙、20毫克锌及25毫克铁。因此，在孕中期，孕妈妈要多吃鱼、虾等海产品，动物肝脏、奶制品、豆制品、菠菜等含微量元素丰富的食物。

孕期适宜吃香蕉

怀孕期间，由于孕妈妈运动量少，容易出现便秘。香蕉中含有糖和纤维物质，孕妈妈多吃点儿香蕉，有利于促进肠道消化，利于排便。

胎儿的生长发育离不开一些微量元素，且胎儿神经管正常发育离不开叶酸，而香蕉不仅含有丰富的叶酸，还是微量元素钾的极好来源，应该成为孕妈妈食用水果的首选。

香蕉还含有大量的铁质，具有补血的功效，有轻微贫血的孕妈妈可以多食。

小贴士

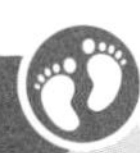

孕妈妈食用香蕉宜忌：

1.香蕉性寒，最适合燥热孕妈妈食用。

2.痔疮出血，因燥热而致胎动不安的孕妈妈宜吃香蕉。

香蕉中还含有一种抗溃疡化合物，能降低胃酸，减缓对胃黏膜的刺激，促进胃黏膜细胞生长，对胃溃疡病具有一定的保护和治疗作用。

香蕉能促进大脑产生5-羟色胺，减少引起人的情绪不佳的激素，能改善人的低落情绪，甚而减轻疼痛。怀孕期间，孕妈妈如果产生忧郁症状或心情不佳时，可以吃一些香蕉，增加大脑中5-羟色胺的浓度，从而缓解悲观抑郁情绪，甚至使不佳情绪消失。

什么是羊水穿刺

羊水穿刺，即羊膜腔穿刺，是在超声波探头的引导下，像做肌肉注射一样，用一根细长针穿过孕妈妈腹壁、子宫肌层及羊膜进入羊膜腔抽取羊水。

做羊水穿刺的最佳时间是孕16～24周。这时胎儿比较小，羊水相对较多，且胎儿的手指和脚趾都已经发育完成，抽取羊水时，不易刺伤胎儿，也不会造成胎儿畸形。而且，做羊水穿刺一般会抽取20毫升羊水，只占羊水总量的1/20～1/12，不会引起子宫腔骤然变小而导致流产。

羊水穿刺可以测定羊水中甲胎蛋白、卵磷脂、鞘磷脂、胎盘泌乳素等，了解胎儿是否存在开放性神经管畸形，有无母儿血型不合、溶血、胎盘功能不全等。

羊水穿刺术一般由经验丰富的医师执行，是很安全的，并不像有些孕妈妈们想的那么危险。数据显示，约有2%的孕妈妈在羊水穿刺后会出现阴道出血、羊水溢出或子宫持续性收缩，但通常不会对孕程产生不良影响，无须特别治疗。

小贴士

以下几种孕妈妈需要做羊水穿刺：

1.高龄产妇。

2.母血先天愚型综合征筛检结果概率高于1/270的孕妈妈。

3.曾生育先天性缺陷儿、生育过染色体异常儿的孕妈妈。

4.自身或配偶在染色体构造或数目上存在异常的孕妈妈。

5.家族中有性联隐性遗传疾病的孕妈妈。

高龄孕妇需要做哪些产前检查

35岁以后的女性受孕后，自然流产率增大，为确保母子平安，需严格认真做好产前检查。除了做常规产检外，还需增加一些针对性的检查。

羊水穿刺检查必不可少，它可以检查胎儿是否存在染色体异常、畸形等情况，有效甄别唐氏综合征等先天性疾病，准确率可达到99%左右。

密切关注血糖、血压指标，由于高龄孕妇出现妊娠高血压综合征和妊娠糖尿病的概率较高，建议高龄孕妇平时对自己的血糖血压进行自测，发现异常则立即入院检查。此外，高龄孕妇28周左右应该进行血糖筛查。

胎心是胎儿的重要生命指标，在怀孕后期，孕妈妈要密切关注胎动的情况，最好从孕36周开始，每周做一次胎心监控，及时掌握胎儿的状况。

胎儿宫内发育迟缓的原因及对策

产前检查在孕28周后，孕妈妈体重连续三次不增长者，应怀疑胎儿宫内发育迟缓。

胎儿宫内发育迟缓与母体缺少营养素有关。母体营养缺乏，尤其是蛋白质和能量供应不足，会减弱胎盘向胎儿输送营养成分的作用，导致胎儿发育迟缓，出生体重轻。对此，孕妈妈要有针对性地补充营养，增加高蛋白食物的摄入。

孕妈妈贫血对母体及胎儿威胁特别大，孕妈妈严重贫血时会导致胎儿缺氧，引起胎儿宫内发育迟缓。因此，孕妈妈在饮食中，要注意补铁，防止出现贫血。

孕妈妈睡觉姿势不对，会引起子宫供血量减少，使胎儿缺少氧气及

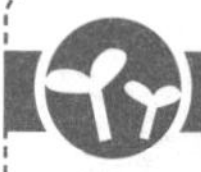

小贴士

为避免胎儿宫内发育迟缓，孕妈妈在生活中需注意：

1.戒烟，并避免吸入二手烟、三手烟。

2.戒酒，整个孕期最好滴酒不沾。

3.戒成瘾药物。

4.高质量的饮食。

5.定期产检。

养料，出现宫内发育迟缓，甚至畸形。为避免出现这种情况，孕妈妈睡觉时，宜采取左侧卧位，这就避免了子宫对大血管的压迫，有利于增加回心血量，使孕妈妈全身都能获得充足的供血量。

孕妈妈全身性疾病或妊娠期疾病会引起胎盘功能不全，从而导致胎儿宫内发育迟缓。对于这类孕妈妈，要积极就医治疗，降低这类风险。

患妊娠高血压综合征孕妇的注意事项

妊娠高血压综合征会导致胎盘供血不足，而出现功能减退，从而使胎儿在宫内缺氧，生长迟缓，甚至死亡。

在日常生活中，患妊娠高血压综合征的孕妈妈须养成良好的习惯，感觉不适，应及时就医。

对于患妊娠高血压综合征的孕妈妈，正确的睡姿非常重要，左侧位睡姿不会给心脏带来压力，并能减轻子宫对主、髂动脉的压迫，增加各脏器的血流量，改善胎盘功能。

体重超标是妊娠高血压综合征的一大危险因素，孕妈妈一定要控制体重，控制热量的摄入。

患妊娠高血压综合征的孕妈妈在饮食上要遵循“三高一低”的饮食规

则。“三高”即高蛋白、高钙、高钾，“一低”即低钠饮食。每天摄入过多的钠，会让血管阻力增大，引起血压上升。建议孕妈妈每日钠的摄入量限制在3克～5克。

患妊娠高血压综合征的孕妈妈要保持平和的心情，不能太过激动，大悲大喜都不利于血压平稳。因此，孕妈妈平时要注意调节情绪，可以通过欣赏美景、听优美的乐曲等给自己打造一个平和的心境。

小贴士

孕妈妈控制体重的标准参考：

1.孕前体重正常的孕妈妈体重增长应在11千克～16千克之间。

2.体形、骨骼较小的孕妈妈体重增长控制在11千克左右。

3.体形、骨骼较大的孕妈妈体重增长控制在16千克左右。

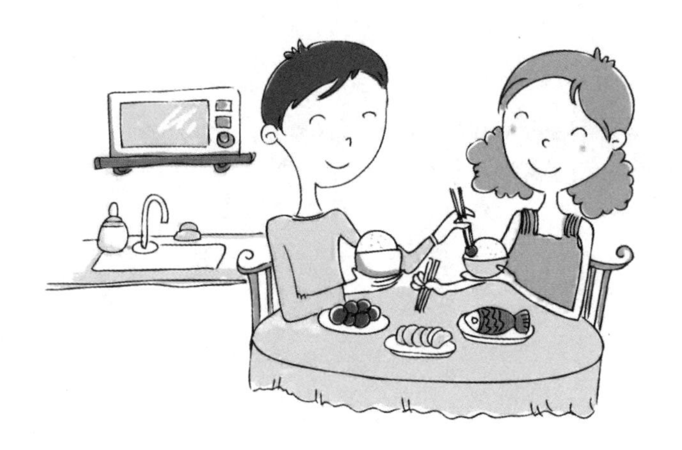

PART 06

孕6月（21～24周）

皱巴巴的“小老头”

胎宝宝的发育情况

六个月的胎儿身体发育已经均衡，身长约30厘米，重约650克，此时的胎儿已经成形，只是仍旧是瘦瘦的。

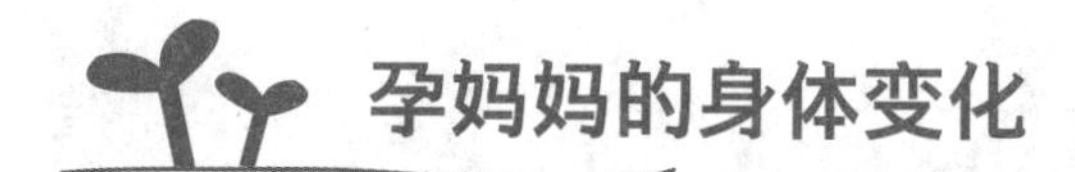

孕妈妈的身体变化

孕6月的孕妈妈，下腹部明显隆起，体重增长快，很容易感到疲劳，乳房也有明显的变化，整个身体变得丰满起来。

第21周　孕期稍有不适很正常

加强对乳房的保养

从孕中期开始，孕妈妈要经常用温开水清洗乳头。先清除乳头上的乳痂，可以用植物油或护肤霜涂抹乳头，使乳痂软化，然后用温毛巾洗净。

每次洗澡时，也要用毛巾蘸温水轻轻擦洗乳头，每次擦30～40下，用力柔和均匀，避免伤及皮肤。这样可以增强乳头皮肤的韧性，以后给孩子喂奶时不易破裂。

每天给乳房做做按摩，将拇指和其他四指分开握住乳房，从乳房根部轻轻向顶部推，各个方向都做一遍。这样做可改善乳房的血液循环，促进乳腺发育，保持乳腺管通畅。对于乳腺发育不好的孕妈妈，更要提前进行乳房按摩。

每天用手轻柔地按摩乳房，这样可改善局部血液循环，促进乳腺发育，乳腺管通畅，增加产后乳汁分泌。尤其是对于原本就乳腺发育不良的孕妈妈，更可提早一些时间进行按摩。

如果乳房出现肿胀甚至疼痛的情况，可以用热毛巾进行热敷，热敷前最好先清洁乳房。

在孕早期，由于胎儿不太稳定，刺激乳房会引起子宫收缩，导致流产。建议孕妈妈在孕早期不要做乳房按摩，更要避免刺激乳头。

孕妈妈应重视脚的保健

脚被称为人体第二心脏，女性怀孕后，要格外注意脚的保养。

孕妈妈平时要注意休息，休息时最好能抬起脚；坐着时，也可以适当地把脚垫高；躺着时，建议左侧躺，可以适当抬起脚步，以减轻韧带的压力。

小贴士 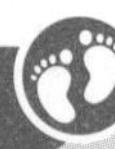

> 孕妈妈用热水泡脚的注意事项：
>
> 1.饭后半小时内不宜泡脚。
>
> 2.患有严重的脚气者不宜用热水泡脚。
>
> 3.热水泡脚时，不宜续热水，以免久坐不动。
>
> 4.热水泡脚时不要加中药，冬季可适当加入生姜等驱寒辅料。

每天清洗脚部，最好用热水泡脚，尤其是在冬季。泡脚工具应选用口较深、底部面积较大的木质桶或搪瓷盆，可以让双脚舒服地平放在底部，最好让水浸泡到小腿。泡脚桶或盆需经常清洗，保持清洁，做好抗菌处理。用热水泡脚时，时间要掌握好，15～30分钟即可，不宜过长。

孕妈妈应避免久坐，经常散散步，适当运动一下，可促进脚部血液循环，预防脚部水肿。

适当按摩脚腕、脚底，按摩时手法要轻柔，以免刺激胎儿。

孕期出现脚痛、脚水肿等问题时，可视严重程度去看足踝外科医生，寻求专业建议。

妊娠期出现皮肤瘙痒怎么办

妊娠期出现皮肤瘙痒分为两种情况，一种是一般性皮肤瘙痒症，另一种是特殊性皮肤瘙痒症。

一般性皮肤瘙痒症主要发生在局部，如孕妈妈腹壁皮肤因子宫膨大而出现瘙痒感。此时要避免用手抓挠，可以通过手掌与瘙痒皮肤的适度摩擦来缓解；过敏也会引起瘙痒，这时找出过敏源，远离过敏源，并局部使用抗过敏药，便可缓解瘙痒。此外，霉菌或滴虫、材质较差的内衣裤等，也可能诱发瘙痒，只要找出诱因，都能对症消除瘙痒。

特殊性皮肤瘙痒症是由“妊娠期肝内胆汁淤积症”引起，多见于32周孕妈妈，表现为腹部及下肢瘙痒难忍，夜晚尤其如此。这类孕妈妈需做高危妊娠处理，在产前、产时都要予以重点监护，并可适当提早进行剖宫产，及时终止妊娠，使胎儿脱离母体不良环境。孕妈妈分娩后2～3天或2周内瘙痒会自然消失。

小贴士

缓解皮肤瘙痒宜忌：

1.宜选择舒适的贴身衣物。

2.洗澡时忌水温过高，忌用碱性肥皂擦洗。

3.忌抓搔止痒。

4.保持皮肤干爽，流汗后也要尽快擦干。

5.忌使用外用药，少用消毒水。

6.少吃辣椒、生姜、生蒜等刺激性食物。

7.海鲜会加重瘙痒，要适量摄入。

妊娠中期补铁是关键

孕妈妈在孕五六个月时，很容易出现贫血。孕妈妈贫血会影响胎儿发育，甚至会造成流产、死胎、早产、胎儿体重不足及新生儿疾病，还会导致孕妈妈患妊娠高血压综合征的概率明显增高。

孕妈妈出现严重贫血时，其心脏功能会受到损害，威胁母子生命。

孕妈妈因缺铁导致贫血，将会导致胎儿肝脏内铁的储存量不足，在婴儿出生后，会影响婴儿早期血红蛋白的合成，而导致新生儿贫血。因而，为了避免贫血，孕妈妈要特别注意补铁。

动物肝脏、鸡血、鸭血、肉类和鱼类含有丰富的铁，且能与人体内的血红蛋白直接结合，利用率高，是铁的最佳来源，孕妈妈要多吃这些富铁食物。还要多吃面食，相比大米，面食含铁更丰富，而且肠道吸收也更好。还要多食用蔬果，不但可以补铁，其所含的维生素C还能促进铁在肠道的吸收。

> **小贴士**
>
> 由于钙会影响铁的吸收，孕妈妈在补铁时需要注意：
>
> 1.在吃富含铁的食物或服用补铁剂的同时，不要服用钙补充剂。
>
> 2.补铁剂不要用牛奶送服，因牛奶中富含钙，影响人体对铁的吸收。

在烹饪菜肴时，尽量使用铁锅。

孕妈妈宜多喝豆浆

豆浆含有丰富的铁，孕妈妈多喝豆浆，充分吸收豆浆中的铁质后，能够有效预防和缓解贫血症状。

豆浆中含有丰富的不含胆固醇的大豆蛋白，还含有丰富的钙、镁元素，能够加强心血管功能。孕妈妈多喝豆浆可以有效降低胆固醇的含量，从而有效预防心血管疾病。

孕妈妈每天喝点豆浆，豆浆中的蛋白质经母体吸收后再通过胎盘输送给胎儿，及时补充胎儿大脑发育所需要的蛋白质，使胎儿的语言中枢得到更好的发展。

豆浆中含有丰富的大豆异黄酮，能够有效补充母体的雌激素和孕激素含量，从而使母体激素水平始终保持在平衡状态。

豆浆富含镁、钾等各种矿物质，孕妈妈经常喝豆浆，能够有效控制身体中的钠含量，从而预防和控制妊娠高血压综合征。

> **小贴士** 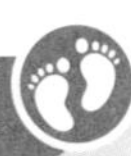
>
> 孕妈妈喝豆浆的注意事项：
>
> 1.豆浆要煮沸。
>
> 2.不加红糖、鸡蛋等，直接喝更好。
>
> 3.不要用保温瓶装豆浆。
>
> 4.不要空腹喝豆浆。

豆浆含有丰富的大豆卵磷脂、维生素E、维生素C和硒元素，能够延缓皮肤衰老，孕妈妈每天喝一点儿豆浆，不仅能够延缓皱纹产生，还可以美白肌肤。

第22周　胃口很好的日子

孕中期怎样科学安排饮食

此时孕妈妈早孕反应已过，身体逐渐适应了妊娠状态，食欲渐佳，胃口极好，而且胎儿的生长速度加快，每日体重可增加10克。这个阶段需要储存更多的营养素，孕妈妈必须注意补充蛋白质、糖类、矿物质和维生素。

孕中期，孕妈妈要多吃富含动物性蛋白质、维生素较多的食物，不仅有助于胎儿生长，对产后哺乳也会有一定的促进作用。

孕中期，由于子宫逐渐增大，肠道会受到挤压，肠管变得松弛、蠕动差，导致孕妈妈容易发生便秘。因此，在增加各种营养素的同时，孕妈妈还要多吃些富含纤维素和果胶的蔬菜水果，蔬菜如芹菜、大白菜、香菜、油菜、芋头等含纤维素比较多，而水果则以桃、苹果、鲜椰子肉等含纤维素和果胶比较多，孕妈妈可以酌情多吃。

孕中期，孕妈妈的饮食要多样化，食物要荤素、粗细搭配，避免偏食。孕妈妈每天可摄入400克～500克的主食，100克的肉食，1～2个鸡蛋，各类蔬菜、水果，适量牛奶及豆制品等。

孕妈妈如何避免食物污染

催熟的水果中会残留有激素，在购买水果时，要购买当季水果，不要购买过早上市及反季节水果。对那种过红过鲜的水果，也要谨慎购买，最好不买。

血液中含有很多激素，肉类含有的激素会更高一些，特别是动物内脏。孕妈妈不宜食用过多的动物内脏。

很多鸡鸭、鱼虾在生长过程中，被投喂了含有激素的饲料，其激素含量势必比普通食物多。在购买这些食物时，一定要去正规市场购买有商标、有质量保障的食品。

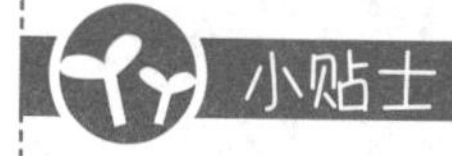

识别“抗生猪”与否的妙招:

看猪肚：白色为“无抗猪”，黄色为“抗生猪”。

看猪肝：表面粗糙色淡黄为“无抗猪”，表面光滑色偏红为“抗生猪”。

家禽、家畜、鱼虾类在人工饲养过程中，为了防病、治病，都可能被喂抗生素，孕妈妈在选购乳、肉、蛋等产品时，要选择有品质保证的产品，同时可以留心包装上有没有“无抗生素”的相关标志或说明，现在有些牛奶已经开始标示“无抗”的标志了。

此外，孕妈妈最好不要生吃鸡蛋，尤其是肾功能不好的孕妈妈，因为生鸡蛋在消化道中会发霉，从而产生一种对身体有害的物质。

如何减轻背部疼痛

很多孕妈妈在怀孕后易出现腰背疼痛的问题，孕妈妈的体重会一直增加，腹中的胎儿一天天长大，孕妈妈腰背部的负重就会越来越重，并且很可能这种症状会从孕早期一直持续到孕晚期。

到了孕中期、孕晚期，因为孕妈妈的腰腹部越来越凸出，为了保持身体平衡，孕妈妈的肩部和头部会向后仰，这种姿势会让脊柱过度前凸，脊伸肌持续紧张会造成腰背部过度疲劳，导致孕晚期孕妈妈腰酸背痛。

小贴士

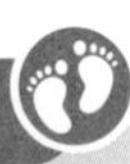

怀孕后不管在哪个阶段，孕妈妈都不宜干重活，像提重物、取高处的物品、爬高、背沉重的背包，很容易在不经意间伤到腰部。

想要缓解背部疼痛，孕妈妈要注意不能久站或者久坐。在站立或坐了一段时间后，要变换姿势。站立时注意姿势，骨盆稍后倾，抬起上半身，肩部稍向后落下；坐下时选择有靠背的椅子。

如果因为背痛天天坐着或躺着不动，疼痛的症状会加重。要有意识地适当锻炼腰、腹、背等部位的肌肉。游泳是减缓背部压力的一个好方法。因为水上运动能调动身上的每一块肌肉，游泳还可以帮助孕妇增加顺产的机会。

1.要多晒太阳，保证摄入充足的钙质，增强骨骼的强度。

2.随着腹部隆起，穿平底鞋行走会很累，可以穿有点儿跟的鞋。

3.使用侧睡枕，采用蜷曲侧卧式睡姿。

4.洗澡时可以用稍热的水冲洗背部，能缓解腰酸背痛的情况。

处理好工作与休息时间

身为职场女性的孕妈妈，往往会遭遇工作和休息的两难选择——既要面对怀孕后妊娠期的身体不适，又要面对繁重的工作；既要保障胎宝宝的健康发育，又要避免自己的事业因为孕育宝宝而受到延误。其实，只要平衡处理工作和休息，职场孕妈妈完全可以轻松快乐地度过孕期。

树立信念，乐观面对

科学研究证明，适当的工作可以增加体能，并让孕妈妈保持愉悦情绪，减少对胎儿的“致畸幻想”，所以孕妈妈们请坚信吧，工作与怀孕并不冲突。

调整节奏，适当减压

职场孕妈妈可以适当调整工作强度，制定合理作息，为自己减压，学会休闲娱乐，用看喜剧、听音乐、和朋友聊天等自己喜欢的事，缓解压力，使身心舒适，把身体机能调整到最佳状态。

适时休息，安心待产

由于工作性质和个人身体状况不同，每个孕妈妈会在不同时期选择停止工作，准备待产。但是应该把握一个总的原则，就是优先考虑胎儿健康原则。并且，如果出现早产、妊娠高血压等异常情况，医生建议休息或住院监护时，孕妈妈应绝对服从，尽快停止工作。

积极学习，准备返岗

停工待产的孕妈妈，并不等于放弃了事业，这段时间是个安心学习、提升自我的好时机呢，产后返岗时没准还能让同事和老板刮目相看呢！

孕妈妈职场休息小诀窍：

多喝水——让孕妈妈充满活力。

多活动——经常深呼吸、舒展肢体、做简短的散步。

职场孕妈妈的法定权利

职场孕妇的权利	相关法条
不被辞退的权利	《女职工劳动保护规定》第四条：不得在女职工怀孕期、产期、哺乳期降低其基本工资，或者解除劳动合同。
	《劳动法》第二十九条规定：女职工在孕期、产期、哺乳期内的，用人单位不得解除劳动合同。
	《中华人民共和国妇女权益保障法》第二十七条：任何单位不得因结婚、怀孕、产假、哺乳等情形，降低女职工的工资，辞退女职工，单方解除劳动（聘用）合同或者服务协议。
工资受保护的权利	《女职工劳动保护条例》规定：在我国，工资分配实行男女同工同酬，不得在女职工怀孕期、产期、哺乳期降低其基本工资。
劳动强度受保护的权利	《女职工劳动保护条例》规定：女职工怀孕期间不得延长劳动时间，一般不得安排其从事夜班劳动。怀孕女职工不能胜任原劳动的，应当根据医务部门的证明，予以减轻劳动量或者安排其他劳动。怀孕7个月以上的女职工，在劳动时间内应当安排一定的休息时间和适当减轻工作。怀孕女职工在劳动期间内进行产前检查，应算作劳动时间，即按出勤对待，不能按病假、事假、旷工处理。对在生产第一线的女职工，要相应地减少生产定额，以保证产前检查时间。
	《中华人民共和国劳动法》第六十一条：不得安排女职工在怀孕期间从事国家规定的第三级体力劳动强度的劳动和孕期禁忌从事的劳动。对怀孕七个月以上的女职工，不得安排其延长工作时间和夜班劳动。

职场孕妈妈在遇到纠纷的时候，可以咨询律师，寻求法律保护。

孕中期有乳汁分泌正常吗

孕中期正常的乳汁分泌

孕中期开始，部分孕妈妈有淡黄色液体状的乳汁分泌，这是正常的。

由于怀孕后分泌大量雌激素及黄体素，乳腺内的腺管及腺泡发育被刺激，准妈妈的乳房会发生增大的变化，乳头也会变大，乳晕不但变大，而且颜色随之变深。同时，由于泌乳素的分泌，在孕4个月以后，有些准妈妈胸前的衣服有时会出现被打湿、泌出乳汁现象，或者会看到乳头流出几滴透明或淡乳黄色的液体，这都是正常现象。

只要不是过分异常的乳汁分泌现象，孕妈妈都不用担心。

孕中期异常的乳汁分泌

孕妈妈要小心乳头有异常泌乳现象，例如非乳汁液体流出，往往说明有其他潜在的乳房疾病，需要及时就医。

◆ 乳腺肿瘤及乳癌

怀孕后雌激素分泌迅速，不只乳房会在雌激素作用下持续增大，还可能快速生长的细胞也包括孕前已存在、却未被发现的乳腺纤维瘤或乳癌细胞，也会因雌激素的分泌而增大，所以也可能是癌症细胞的快速生长导致不正常的液体流出。

◆ 急性乳腺炎

由于乳腺管内有乳汁淤积的环境易使细菌繁殖加倍，所以此时如果有细菌的感染，就可能会造成乳腺炎。乳腺炎虽然易发生在产后哺乳期，但也有少数患者发生在孕期。通常是单侧乳房发病，发病时乳房有局部的肿胀、疼痛、皮肤发红发热，可能会有化脓的液体流出，有臭味，准妈妈可能会同时出现全身性类似流感的症状，如发烧、畏寒、全身无力等。

第23周　保持良好的睡眠很重要

妊娠中期的睡眠问题

孕中期，随着胎儿的生长发育，孕妈妈的肚子开始变大，腰酸背痛、四肢不舒服等情况会陆续发生，给孕妈妈的睡眠带来很多问题。

孕中期，由于身体和精神双方面的原因，导致孕妈妈容易焦虑，难以入睡。

这个时期，变大的子宫压迫到膀胱，导致孕妈妈上厕所的次数增加，尤其是晚上容易尿频，严重影响其入睡及睡眠质量。

由于胎宝宝体重不断增加，给孕妈妈增加了很多体力的负荷，使得孕妈妈需要更多、质量更高的睡眠，但是很多孕妈妈，尤其是职场孕妈妈，不仅要忙工作，还要忙家务，睡眠时间很难满足。

孕妈妈的身体还会出现腰酸、背痛、腿抽筋等状况，再加上胎儿的活动，会让她们感觉不管采用什么姿势，都睡得不舒服，从而影响睡眠，不能获得充分的休息。

孕妈妈要懂得给自己减负，调整身心，必要时要请求家人协助，尽量保证自己每天能获得良好的睡眠质量，保证充足的睡眠时间。

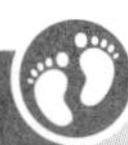

小贴士

睡眠不足给孕妈妈带来的问题：

1.引发体内胰岛素过高，增大患妊娠糖尿病的概率。

2.导致血压升高，容易引起妊娠高血压综合征等病症。

引起孕妈妈失眠的原因和改善方法

孕期体内激素的变化，会导致孕妈妈在精神和心理方面都比较敏感，抗压能力也大为下降，从而容易失眠。对此，孕妈妈要适当调整压力，保持情绪稳定，以促进体内激素平衡。

孕期饮食习惯的改变也会让孕妈妈的睡眠质量受到影响。对此，孕妈妈要注意饮食均衡，并避免摄入咖啡等影响情绪的食物，也不要吃辛辣等口味重、刺激性大的食物，还有那些可能给肠胃带来不适或导致消化不良的过酸或过咸的食物。此外，晚上不宜吃得太饱，临睡前也不宜吃东西。

小贴士

孕妈妈睡眠注意：

1.养成规律性的睡眠习惯，每天在固定的时间入睡和起床，最好每天晚上10点之前就准备入睡，每天保证睡足8～9小时。

2.保证每天晚上11点到第二天凌晨4点这个时间段的睡眠质量。

夜间尿频是导致孕妈妈失眠的重要原因。对于情绪紧张等心理因素引起的尿频，孕妈妈要做好自我心理调整，保持心绪宁静。对于尿道炎等器官病变，则需通过治疗来缓解。对于子宫压迫造成的尿频，则可以通过适当调整睡姿来予以解决。

半夜抽筋、背痛引起的失眠

钙可以调节肌肉收缩、细胞分裂和腺体分泌，低钙将增加神经肌肉的兴奋性，导致肌肉收缩出现抽筋。尤其是夜间，身体的血钙水平比白天低，更容易发生抽筋，从而使孕妈妈难以入眠。

抽筋：孕妈妈发生抽筋还可能与睡觉姿势有关，通常孕妈妈在睡觉时，脚掌向下就特别容易发生抽筋。抽筋还可能与局部血液循环不畅、血液酸碱度不平衡有关。当血液偏酸性时，电解质就会出现不平衡，从而导致局部肌肉抽筋，让孕妈妈难以安眠。

背痛：胎儿生长时，孕妈妈的腹部需要不断伸展以容纳逐渐变大的子宫，使得孕期腹部肌肉的伸展程度大大超过了它的正规伸展状态，因此孕妈妈的背部必须负担起更多的重量和压力，以便维持身体姿势，时间一久必然引起背痛，从而影响孕妈妈的睡眠质量，引起失眠。

小贴士

孕妈妈缓解背痛的方法有：

1.避免提重物。

2.适当锻炼腰、腹、背等部位的肌肉。

3.对疼痛部位进行局部热敷或按摩。

4.多做伸展活动及身体各关节的运动。

5.坐时，上半身要挺直，后腰要舒服地靠在椅背上。

引起孕妈妈失眠的其他原因

食物过敏也可能会造成孕妈妈失眠，对食物的过敏反应可能会加重免疫系统的负担，除了会让皮肤发痒起疹子而影响睡眠外，还会直接导致失眠。因此，孕妈妈在饮食上要注意选择，不要吃容易引起过敏的食物，同时饮食要多样化，不要长期饮食种类过于单一。

孕期贫血也可能导致孕妈妈失眠多梦，有贫血状况的孕妈妈要保持好心情，白天少睡觉，晚上睡前喝牛奶，即便睡不着也要闭上眼睛，不要想太多。对此，孕妈妈平时要注意补铁补血，多吃含铁的食物。

孕妈妈缺钙也会引起失眠多梦，缺钙会让大脑神经元的正常代谢受到影响，容易让大脑皮层一直处于兴奋状态，从而导致晚上难以入睡、失眠。孕妈妈平时也要注意补钙，同时多晒太阳，以促进钙的吸收。

小贴士

促进睡眠的食物及其功效：

1.香蕉，含有让肌肉松弛的镁元素。

2.菊花茶，具有镇静效果，能让神经、身体得到适度放松。

3.全麦面包，有助于色胺酸对大脑产生影响，促进睡眠。

4.温牛奶，含有钙和具有镇静作用的色胺酸。

孕妈妈轻松入眠的好办法

运动助眠：白天或睡前坚持做一做轻柔伸展运动，如动动脖子，伸伸腿，放松身心，促进睡眠。

按摩助眠：可以让准爸爸为孕妈妈按摩手、脚、脖子，也可以请专业的按摩师为孕妈妈按摩，帮助孕妈妈放松紧张的情绪或肌肉，促进睡眠。

深呼吸助眠：躺在床上，双脚分开，与肩同宽，闭上嘴，用鼻子缓缓吸气，待空气渐渐进入横膈膜和肺，屏息默数4秒，然后吐气。有节奏的深呼吸能够缓解肌肉紧张，减慢心跳，有助于入睡。

肌肉放松练习：躺在床上，先绷紧身体肌肉后，再完全放松，让紧张的肌肉得到释放。这个方法能有效提高睡眠的质量。

想象催眠：想象自己待在一

小贴士 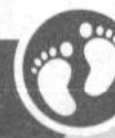

舒适的床垫有助于睡眠，孕妈妈选用床垫需注意：

1.软硬适中。

2.坚固，能很好地承托身体。

3.床垫面料应当透气、散热、防潮。

个让人感到宁静、放松的地方，比如，清晨空气清新的树林中，想象这个场景里的声音、气味、触觉等各个细节，一点一点充实这个场景。此法可以舒缓不安、焦虑的情绪，有助于进入深度睡眠。

第24周 肚子很明显了

适当运动有益处

孕中期胎盘已经形成，不太容易发生流产。此外，胎儿不是很大，孕妈妈行动也还方便，可以适量做做运动。

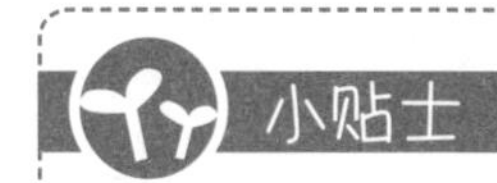

孕妈妈运动时须注意：

1.注意运动强度，不要让自己过于劳累。

2.可选择孕妇操、孕妇瑜伽等轻缓的运动，避免剧烈运动，

3.注意安全，以防发生流产等意外。

合理适当的运动在这个阶段可以促进孕妈妈的肠胃消化和吸收功能，能够给胎儿提供充足的营养，同时保证生产的时候有充足的体力，也有助于产后迅速恢复身材。

适当的运动还能够促进孕妈妈的血液循环，提高血液中氧的含量，防止胎儿缺氧，同时也有助于缓解孕妈妈的疲劳和不适，从而保持心情舒畅，精神振奋。

孕妈妈做适量运动对胎儿的生长发育也极有好处，能够刺激胎儿的呼吸系统、平衡器官、感觉器官及大脑的发育。

适当运动能够促进孕妈妈和胎儿的新陈代谢，增强心肺功能，不仅能够增强孕妈妈的体质，还能增强胎儿的免疫力。

孕妈妈做适量运动，可以在增加活动量的同时，增加骨盆宽度，还可以增强肌肉锻炼，为日后顺利生产创造条件。

孕妈妈出现哪些情况应紧急就医

剧烈头痛、手脚肿胀：孕中期时，孕妈妈如突然出现剧烈头痛，或者手部、脸部等地方毫无缘由地出现肿胀且不能消退，一定要立即去医院就诊，以确定是否为妊娠高血压综合征的先兆。

视线突然模糊：孕妈妈如果突然感到视线模糊，也须去医院就诊，因为这可能是“先兆子痫”信号，须确诊后对症医治。

异常宫缩：突然发生极具规律性且持续性的子宫收缩，并伴随腹部疼痛，可能预示着早产，应及早去医院检查确诊。

腹部剧痛：孕妈妈如出现腹股沟疼痛，甚至出现持续性的后背酸痛，或伴有出血，必须马上去医院就诊。

严重呕吐：孕妈妈呕吐时伴有高烧，或晨吐频繁，且不能喝水、无法排尿，导致身体严重脱水，影响母体和胎儿的健康，就应立即去医院请求医生帮忙。

阴道出血：孕中期孕妈妈阴道出血可能是胎盘有撕裂等的信号，须及时去医院检查，确定原因，并对症治疗。

小贴士

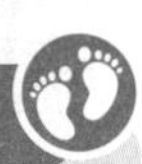

孕期预示胎儿有危险的信号：

1.乳房胀感消失。

2.腰酸腹痛。

3.皮肤瘙痒。

4.视物模糊，头晕眼花。

5.顽固咳嗽，体重骤增。

6.体重不增。

7.胎动消失。

妊娠期易出现哪些心理问题

孕期焦虑：很多女性在怀孕后，会有一系列的担心，既担心胎儿不健康，又担心宝宝生下来后经济压力大；觉得顺产对宝宝好，但又怕阴道变松弛影响以后的性生活；想选剖宫产，又怕痛，又担心伤口难看。而职场女性担心的事就更多了，比如生产结束后工作是否有变动，生完孩子会不会与工作、社会脱节等。这一系列担忧逐渐累积，势必会让孕妈妈焦虑不安，精神压力倍增。

孕期抑郁：由于怀孕期间体内激素水平的显著变化、人际关系方面出现问题、身份的转变以及生理上的变化带来的不适等原因，很多孕妈妈会出现抑郁的倾向，表现为睡眠不好、注意力不集中、极端易怒、对什么都不感兴趣、总是提不起精神、持续的情绪低落、情绪起伏很大、喜怒无常等。

孕期抑郁高发人群：

1.怀孕具有一定危险性的孕妈妈。

2.通过药物等手段怀孕的孕妈妈。

3.有过流产经历的孕妈妈。

4.生活出现过重大变故的孕妈妈。

5.有过痛苦经历的孕妈妈。

对于过于焦虑或有抑郁倾向的孕妈妈，要懂得自我调适，必要时可以求助心理医生。

准爸爸应协助调节孕妈妈的情绪

孕妈妈的心情关系着胎儿的命运，准爸爸应该懂得在孕妈妈心情不好的时候帮其做好调节，使其维持最好的身体状态。

在言行举止方面，准爸爸要比妻子怀孕前轻快活泼一些，说话要和颜悦色，避免重声重气。在适当的时候，准爸爸可以跟孕妈妈适当地开开玩笑，消除孕妈妈抑郁不快的情绪。

准爸爸要表现得开朗乐观一些，在孕妈妈情绪不佳时，不应陪着愁眉苦脸，而应用积极乐观的态度去感染她，驱散孕妈妈的抑郁情绪。

准爸爸对孕妈妈要更为亲昵和温柔一些，要给予孕妈妈比怀孕前更多的耐心，当孕妈妈情绪不好时，可引导她做一件能使她高兴的事，或带她去做她喜欢的事，比如去野外郊游等，转移准妈妈的不良情绪。

准爸爸还可以多鼓励孕妈妈与积极乐观的朋友来往，跟他们倾诉一下内心的烦恼，并充分享受跟他们在一起的乐趣。

准爸爸要帮助孕妈妈建立与胎宝宝的心理联系，多聊聊胎宝宝的情况，减轻孕妈妈的担心忧虑，从而保持平和的心情。

小贴士

在与孕妈妈沟通情绪问题的过程中，准爸爸应注意：

1.不要一味地训斥、责备，而应诚恳建议。

2.多做交流，并注意措辞，不要引起误会。

3.多从孕妈妈的角度来看待、思考问题。

孕妈妈学习对胎宝宝有影响吗

在孕期，孕妈妈和胎宝宝之间是有着充分的信息传递的，胎宝宝可以感知到妈妈的思想。

孕妈妈在孕期读书学习，不仅不会给胎儿带来不利影响，反而会促进胎宝宝受到良好的教育。反之，倘若孕妈妈以身体不适犯懒，在孕期既不思考，也不学习，肚子里的胎宝宝也会受其感染，变得懒惰起来，从而不利于胎宝宝的大脑发育。

孕妈妈始终保持旺盛的求知欲，充分调动自己的思维活动，如此能够让胎宝宝不断地接受刺激，从而促进其大脑神经及大脑细胞的发育。

小贴士

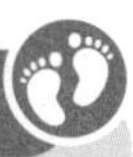

孕妈妈看书学习时须注意：

1.劳逸结合，不可太过伤神。

2.看书的时候尽量不吃东西。

3.不可久坐，定时活动活动身体。

孕妈妈平时读书学习，还可以在一定程度上忘记身体的不适，同时还能平复劳累的心情及焦虑的情绪，还可以间接地对胎宝宝进行胎教，于自己和胎儿都十分有利。

因此，即便在孕期，孕妈妈也要勤于动脑，不断地汲取知识，在工作上积极进取，勇于探索，不断提升自己，给胎宝宝良好的刺激。

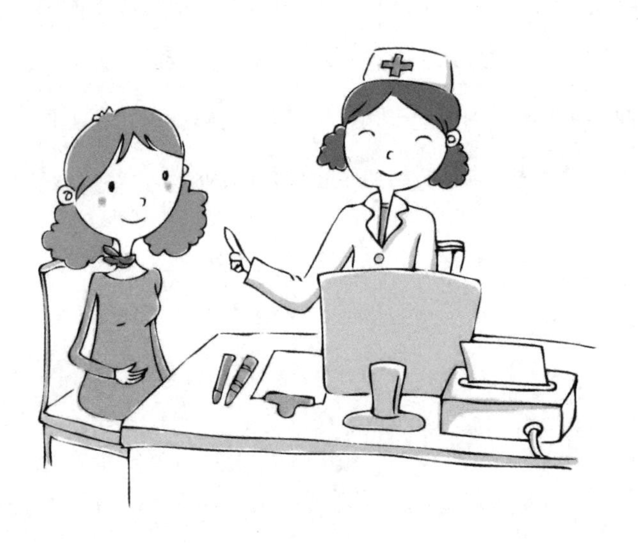

PART 07

孕7月（25～28周）

胎宝宝会睁开眼睛了

胎宝宝的发育情况

孕7月的胎儿体重较上月增加一倍，重约1千克，长约35厘米，除了身体器官的发育外，脑部发育也有了进展。

孕妈妈的身体变化

孕7月的孕妈妈，肚子已经有了明显的沉重感，身体的动作也因此而显得笨拙和迟缓，身体的平衡不容易保持，静脉曲张、痔疮及便秘等这些麻烦可能会继续烦扰孕妈妈。

第25周　爱动的小家伙

给孕妈妈创造温馨的家庭环境

营造温馨的家庭环境对孕妈妈和胎宝宝是至关重要的。孕妈妈的精神情绪会影响到胎宝宝的健康。夫妻间互信互勉是共同创造温馨家庭的心理保障。因此遇到问题时，夫妻双方要共同商量，有困难也要共同克服，有缺点互相纠正。也要互相信赖，以诚相待，这是夫妻生活和谐、可靠的心理保障。只有相互信任、相互理解才能相互关爱。

因为男女的生理特点不同，在不同的时期，夫妻双方在家庭中也要有不同的分工和义务。孕妈妈在怀孕时期需要准爸爸更多的贴心关爱。

在这一阶段，准爸爸的“大男子主义”情绪要不得，怀孕以后，平日经常干的家务活不能胜任了，准爸爸更应多为孕妈妈着想，多分担些家务，多关注孕妈妈的身体和心理的变化，除了照顾孕妈妈的饮食起居之外，也要及时发现她的心理问题，如易于烦躁、多愁善感、脾气火爆等，要及时予以疏导，尽最大能力包容她，呵护她。

小贴士

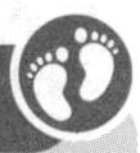

很多人认为经过消毒的用具安全无害。消毒液中含有大量的次氯酸钠、无机酸、增柔剂等成分，孕妈妈倘若接触过多这样的化学物质，并通过用具的接触传递进入体内，对胎宝宝十分有害。

孕期运动要坚持

研究表明，孕晚期做一些适当的运动是非常好的间接胎教。通过运动，可以使关节韧带变得柔软，腹部肌肉更有力量，能够有效缓解因日益沉重的身体带来的种种不适，还有利于孕妈妈的自然分娩。同时孕妈妈坚持孕期运动对宝宝的成长也非常有益，可以促进胎宝宝的大脑和骨骼的发育。

万事要有度，孕妈妈运动最重要的是要适量。比如散步，孕妈妈可选择一双舒适的鞋，在天气晴朗、温度舒适的时候去散散步。步幅不宜过大，走路频率不宜过快，一天走路半小时到一小时为宜。若感觉不适，则要立即停止。

运动的时候也不要在太热或太冷的环境下进行，因为孕妇体温过高或过低都会对胎儿的生长发育带来影响。

运动之前一定要注意热身，运动后要注意调息阶段，因为怀孕期的生理改变会导致韧带松弛，所以做伸展时一定要动作舒缓，避免过分拉扯导致肌肉及关节受损。

孕妈妈在运动项目的选择上也要注意，不能做过分跳跃、弹跳或大幅度动作的运动。尤其是孕后期，也不要做类似仰卧姿势的运动，这样会因为胎儿的重量影响血液的循环，反而不利于健康。

适当晒太阳

孕期因缺少阳光照射而造成维生素D缺乏，会影响胎儿的大脑发育。适度晒太阳，对于孕妈妈和胎儿好处很多，日光中含有红外线和紫外线，红外线可使人全身血管扩张，感到温暖，抵抗力增强；紫外线可以促使皮肤制造维生素D，帮助钙、磷吸收，使骨骼长得结实。长期在室内或地下室工作的孕妈妈，更要多晒太阳。

晒太阳虽好，并非是时间越长越好。因为孕妇对高温相对敏感，在高温下时间过长会影响孕妈妈的血液循环，从而影响胎儿的养分供给。所以，相关的妇产科专家给出建议，孕妈妈在上午11时至下午3时温度最高时应避免日晒。尽量选择上午9～10点，下午4～5点，这两个时间段是每天晒太阳的最佳时间。因这两段时间中的阳光紫外线不是太强，也就不会对皮肤造成伤害，对胎儿和孕妈妈都是最佳的选择。

小贴士 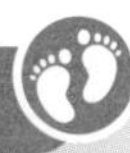

紫外线有利于合成维生素D，但是无法穿透玻璃。如果坐在屋子里，隔着玻璃晒太阳，实际上只是得到了阳光的温度，没有得到紫外线带来的好处，孕妈妈尽可能在室外接受阳光照射。

晒太阳时也要注意季节。夏季进行日光浴时要注意，过多的日晒会严重损伤皮肤，导致皮肤衰老甚至致癌。寒冷的冬季，接受阳光、新鲜空气非常重要。

孕妈妈怎样保持正确的活动姿势

孕后期，随着胎儿渐渐长大，孕妈妈的身体也发生了很大的变化。因此，如果平时活动姿势不对的话，很容易受伤，也很容易疲劳，从而影响胎儿的健康成长。

比如，孕妈妈不要长久站立，这样容易引起腰背痛，甚至会加重下肢浮肿和静脉曲张。因此，平时站立需要放松肩部，将两腿平行，两脚稍微分开，距离略小于肩宽，双脚平直。这样，身体的重心落在两脚之中，不易疲乏。最重要的是不要站立太久，站一会儿就走一会儿，或者坐一会儿。要随时变换姿势。

坐的时候也要注意，座椅不要过高、过矮，座椅大概40厘米最好。改变姿势时，孕妈妈要先用手在大腿或扶手上支撑一下，再慢慢地坐下。坐时先稍靠前边，用双手支撑腰部向椅背方向慢移，然后移臀部于椅背，挺直脊背，使其舒适地靠在椅背上，双脚平行叉开。要尽量选择有靠背的椅子坐，当然最好是在靠肾脏的地方放一个靠垫。

因为孕妈妈腹部前凸，重心不稳又影响视线，很容易摔倒，所以在走路的时候要注意，背挺直、抬头、紧收臀部，脚跟先着地，步步踩实，保持全身平衡，稳步行走。

徒步行走对孕妈妈很有益，它可以增强腿部肌肉的紧张度，预防静脉曲张，并增强腹腔肌肉。但一旦感觉疲劳，必须马上停下来，找身边最近的椅子坐下来歇息5～10分钟，感觉舒适之后，再进行活动。

衣着调整很必要

孕中期，随着孕妈妈的腰围越来越粗，衣着调整也变得越来越必要了。

内衣、内裤要选好

一定要选择孕妇专用内裤，因为这样的内裤都有活动腰带的设计，可以方便孕妈妈根据自己的腰围随时进行调整，而且材质也要选择纯棉内裤，对皮肤没有伤害。怀孕后，孕妈妈的胸部逐渐胀大，所以要买专门的孕妇文胸。这类文胸多采用柔软舒适的材质，罩杯、肩带等都经过特殊的设计，不会对孕妈妈的乳腺、乳头造成伤害。当然，随着妊娠月份的增加，文胸的尺码也要做到随时调整。

冬夏服饰如何选

对孕妈妈来说，夏季和冬季颇为难熬，而这两个季节的衣着选择要注意。夏季炎热，建议选择一些吸汗、凉快的棉布料，主要是一定要宽松、舒适。冬季，则应选柔软、透气性好的衣服，并注意保暖。

小贴士 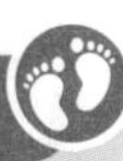

孕妈妈不管在哪个季节，选择衣服一定要不紧束胸部和腹部的，要穿脱方便，最好是上下身分开的套装，颜色的选择以明快色调为主，可以让心情保持愉快。

妊娠纹的祛除小窍门

妊娠纹是让爱美的孕妈妈最担心的问题。对于已经长出妊娠纹的妈妈而言，也是苦不堪言。其实有很多小方法可以淡化，并消除妊娠纹，孕妈妈不妨一试。

调节饮食

我们知道，孕妈妈出现妊娠纹是因为体内缺乏维生素，因而有针对性地补充体内的维生素是一个很好的淡化妊娠纹的方式。因此孕妈妈要注意饮食营养的合理搭配，根据膳食营养的黄金法则搭配饮食是较好的选择。内外兼修，自然会让皮肤变得光滑紧致，妊娠纹自然也消失了。

适当运动

不管你有多懒，要想解决掉妊娠纹，适量运动也是不可少的。当然运动的场所可以任意选择，如果是室内运动，可以练习瑜伽、游泳、健美操，若是喜欢进行室外活动的话，推荐慢跑、散步。坚持适当运动，不但会淡化或消除讨厌的妊娠纹，还能起到塑形和健身的效果。

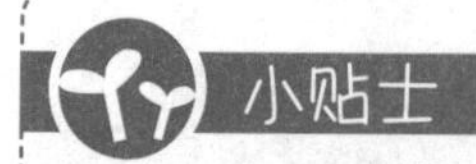

孕妈妈在怀孕4个月左右的时候，可以每天用10毫升左右的橄榄油坚持擦肚皮和腰部，每天按摩10分钟以上，能很好地预防妊娠纹。

用专业护肤产品

市面上也有一些专门针对妊娠纹的护肤品。孕妈妈要注意经常涂抹护肤品，坚持几个月，也能起到祛除妊娠纹的效果。当然，选择产品时也要多问问身边用过的朋友，选择一些口碑较好的大品牌，千万不要图便宜，选择“三无产品”。

第26周　拍套美美的孕期写真

拍孕期写真的注意事项

孕期拍套美美的孕期写真，把自己一生中迷人的一刻记录下来，成为很多孕妈妈在孕期必做的事项之一。因为孕期情况比较特殊，所以孕妈妈拍照也有许多需要注意的地方。

首先，要敲定好拍照的时间、地点。摄影工作室属于人员较多的场所，提前预约好时间，选择人少的日子去，可以减少等待时间。地点以选择离家比较近的地方为好，出外景的话也要沟通好时间和地点，做好安排，避免劳累。

其次，化妆适宜。因为孕妈妈的抵抗力普遍偏弱，所以在拍摄时，尽量不要做美甲，最好只是略施粉黛，自然出镜。服装和道具方面可以选择自己喜欢的衣服，也可以租用干净、清爽、有特色的衣物。

再次，有的摄影师为了追求效果，在孕妈妈的肚皮上画彩绘，一定要问清彩绘颜料的材质，尽量少用或不用，以免影响胎儿的发育。

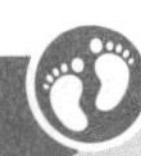

小贴士

拍摄前一晚不要喝太多的水，也不要熬夜。拍摄当天不要穿着太紧的内衣，以免皮肤上留有勒痕，影响拍摄效果。

肥胖孕妈妈怎样科学安排饮食

有些孕妈妈孕前的体重略高，怀孕之后就更要注意控制体重，因此，孕期合理安排饮食就显得尤为重要。

首先，控制进食量。食物中糖类食物和脂肪含量高的食物是首要的控制目标，如米饭、面食等粮食均不宜超过每天的标准供给量。标准供给量计算方法可以参考膳食比例和体重指标。

动物性食物中可多选择含脂肪相对较低的鸡、鱼、虾、蛋、奶，少选择含脂肪量相对较高的猪肉、牛肉、羊肉，并可适当增加一些豆类，这样可以保证蛋白质的供给，又能控制脂肪量。少吃油炸食物、坚果、植物种子类的食物，这类食物含脂肪量也较高。

其次，多吃蔬菜水果。主食和脂肪进食量减少后，往往饥饿感较严重，可多吃一些蔬菜水果，注意要选择含糖分少的水果，既缓解饥饿感，又可增加维生素和矿物质的摄入。

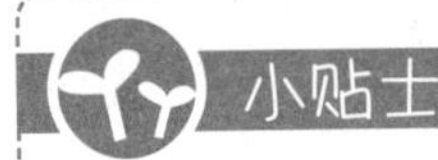

小贴士

孕后期时，胎儿生长加快，因此摄入食材应注意多样性，以满足各种营养素的平衡供给。切忌过量服用维生素与微量元素制剂，以避免中毒，影响胎儿发育。

再次，养成良好的膳食习惯。有的孕妈妈喜欢吃零食，边看电视边吃东西，不知不觉进食了大量的食物，这种习惯非常不好，容易造成营养过剩。因此注意饮食有规律，按时进餐，少吃零食，也是十分必要的。

孕妈妈的膳食宜粗细搭配

孕妈妈的膳食要特别注意，粗细搭配、荤素搭配。如果吃得过于精细，会造成某些营养元素吸收不够。相对于其他食物，粗粮里B族维生素损失少，所以孕妈妈怀孕期间要适当补充粗粮，多吃些五谷杂粮等粗纤维食物。

小贴士 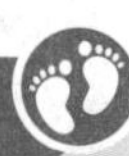

很多粗粮有着意想不到的食疗作用，孕妈妈多吃粗粮还可以少受便秘困扰。

孕妈妈在怀孕期间适当补充粗粮，要注意合理搭配。粗粮里含有比较丰富的纤维素，人体摄入过多纤维素，可能影响对微量元素的吸收。例如，燕麦片和补铁剂一起吃，会影响孕妈妈对铁、钙的吸收。在吃奶制品时吃纤维素含量比较高的粗粮，也会影响人体对钙的吸收。此外，大量纤维素的摄入还会影响人体对脂肪、胆固醇的吸收。

玉米富含镁、不饱和脂肪酸、粗蛋白、淀粉、矿物质、胡萝卜素等多种营养成分，孕妈妈常吃玉米可以预防及治疗口角炎、舌炎、口腔溃疡等核黄素缺乏症。

红薯富含人体必需的铁、钙等矿物质，含有类似雌性激素的物质，食用后能使皮肤白嫩细腻。含有的黏蛋白物质可以促进胆固醇的排泄，防止心血管的脂肪沉淀，维护动脉血管的弹性，从而能有效地保护心脏。

孕妈妈洗澡要注意水温

孕期内分泌发生巨大改变，孕妈妈的皮脂分泌旺盛，与怀孕之前相比更容易出汗出“油”，如果不能及时清洁，容易使细菌和病原体有机可乘，增大感染皮肤病的可能。孕期洗澡得当，可以有效降低患病风险。

孕妈妈洗澡水温度过高，可能对胎宝宝不利。

1.水温越高，淋浴房内蒸汽必然越多，容易造成孕妈妈头晕、眼花，易发生后果严重的跌滑事件。

2.孕妈妈体温直接影响胎宝宝的发育。洗澡水温度过高，孕妈妈体温升高过快，子宫内环境受到影响，可能损害胎宝宝中枢神经系统，而且水温越高、持续时间越长，则损害越重。孕妈妈体温较正常高1.5℃时，胎宝宝脑细胞可能停止发育；如孕妇体温上升3℃，则有杀死胎宝宝脑细胞的可能，而且因此所形成的脑细胞损害，多为不可逆的永久性损害，以致胎宝宝出现智力障碍，严重的可以出现小眼球、唇裂、外耳畸形等，还可引起癫痫发作。

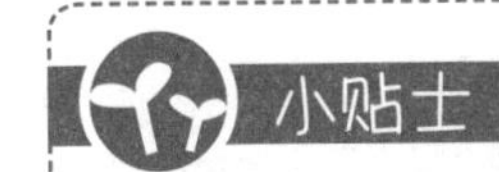

有些孕妈妈平时为了身体皮肤的保养，在淋浴时会使用冷热水结合，怀孕后需要注意避免使用这种方法护理皮肤，因为对胎宝宝十分不利。

适宜的水温是39℃以下

所以孕妈妈洗澡时室温和水温都不宜过高，水温应在39℃以下，同时尽可能避免去澡堂洗桑拿浴、汗蒸浴或坐盆浴，以免水浸及腹部，损害胎宝宝。

孕妈妈的饮食生活习惯对胎宝宝有影响吗

人的智力发育与营养因素息息相关，蛋白质能增强大脑的分析理解和思维能力，磷脂能增强大脑的记忆力，碘则被称为智力元素，糖是大脑唯一可以运用的能源，维生素能增强脑细胞蛋白质的功能等。如果孕妈妈有营养不良的情况，会直接影响胎宝宝发育，严重者甚至导致胎宝宝生长迟缓。

婴儿出生后的饮食习惯深受胎教的影响。研究发现，如果婴儿出生起就经常表现得没有胃口、不喜欢吃东西、消化不良、偏食等，追根溯源，母亲在怀孕时的饮食习惯往往都不是很好。怀孕期间孕妈妈吃甜食觉得快乐，也会间接影响胎宝宝嗜吃甜食，并感到快乐。

小贴士 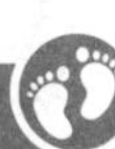

准父母能够给胎宝宝提供一个安全的环境，在胎宝宝出生以后会感到安全和信任，反之就会显得焦躁不安和缺乏安全感。

孕妈妈养成良好的饮食习惯，营养均衡多变化，多吃未经深加工的食物，少用调味料，少吃垃圾食品。

进餐时要保持心情愉快，尽量不被外界干扰，这样对宝宝将来能坐在餐桌旁专心进食有帮助。另外，孕妈妈的睡眠习惯也会影响出生后宝宝的睡眠习惯。

简单来说，孕妈妈所看到、听到的都会影响胎宝宝，所以建议孕妈妈在怀孕期间，要多看多听美好事物，养成良好的饮食、生活习惯。

孕妈妈不能吃哪些鱼

鱼不但营养丰富，味道鲜美，体内还有一种特殊脂肪酸与人体大脑中的“开心激素”有关，常吃鱼可维持“开心激素”的浓度处于正常状态，使孕妈妈获得一份好心情，有助于优生。但是，要注意的是有些鱼，孕妈妈是要尽量少吃或者不吃的。

有腐烂迹象的鱼类不能吃：鱼类出现腐败现象后会分解形成大量的组织胺，从而诱发强烈的变态反应，不利于孕妈妈的健康。

畸形的鱼不能吃：除了畸形的鱼不要吃，鱼胆和死的鳝鱼也不能吃。

被污染的鱼不能吃：被酚、重金属或农药污染的鱼，体内含有生物毒素的鱼，容易导致中毒。

小贴士

如果孕妈妈经常吃海产品，一定要注意选择一些相对没有受污染的海产品，最好挑选不同种类轮流着吃，保证一周内不重复吃同一种类。

咸鱼、熏鱼、鱼干不能吃：这些鱼含亚硝胺类致癌物质较高，不应该过多食用，煎炸特别是烧焦的鱼中含强致癌物质，少吃为佳。

带寄生虫的鱼：鱼肉中还可能存在某些寄生虫，除了加工时要彻底洗干净外，烹调时要注意煮熟、煮透。

罐装的金枪鱼：金枪鱼因为所含的汞少而没被列入孕妈妈的禁食范围，但在怀孕期间吃很多罐装的金枪鱼也是不好的，孕期女性每星期吃金枪鱼的量不要超过198克。

汞含量高的鱼类不能吃：鲨鱼、鲭鱼王、旗鱼、方头鱼这四种鱼的汞含量高，可能会影响胎儿大脑的生长发育。

孕期如何选择最佳睡姿

正确睡姿很重要

小贴士

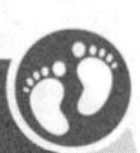

孕中期，羊水过多或双胎妊娠的孕妈妈，最好采取侧卧位睡姿，如果孕妈妈感觉下肢沉重，可采取仰卧位，用松软的枕头稍抬高下肢。

随着子宫和胎宝宝的长大，孕妈妈睡姿对孕妇和胎儿健康的影响越来越大。孕妈妈睡姿不当，腹部容易受到外力的直接作用，增加子宫对腹腔内脏器的压迫，并且影响子宫的位置，影响子宫和胎盘的血流量，对胎儿产生危害。

根据怀孕阶段选择不同睡姿

怀孕阶段	睡姿	备注
妊娠早期（1~3个月）	仰卧位、侧卧位均可，但需改变过去不良睡姿，如趴着睡觉，或搂抱一些东西睡觉等	子宫仍在盆腔内，外力直接压迫或自身压迫都不会很重，不必过分强调睡眠姿势，随意采取舒适的体位
妊娠中期（4~7个月）	侧卧或仰卧	注意保护腹部，不要受外力挤压
妊娠晚期（8~10个月）	左侧卧位	左侧卧位可纠正增大子宫的右旋，减轻子宫对下腔静脉的压迫，改善血液循环，增加对胎儿的供血量，有利于胎儿发育
		妊娠晚期不宜仰卧：仰卧时巨大的子宫压迫下腔静脉，会使回心血量及心输出量减少，而出现低血压，孕妇产生头晕，眼前发黑、心慌、恶心、憋气，且面色苍白、脉搏增快而细弱、四肢无力、出冷汗等症状，即患上孕期仰卧位综合征。

孕妈妈营养不良对胎宝宝的影响

孕育宝宝的时候要重视营养的补充，因为胎宝宝的成长需要大量的营养，而有些孕妈妈却存在营养不良的现象。因为孕妈妈的营养和胎宝宝的营养是共用的，所以孕妈妈营养不良就会影响到胎宝宝对营养的摄取。

营养缺乏易致孕期贫血。贫血主要是因为缺乏铁、叶酸和维生素B_{12}引起的，孕期营养不良的孕妈妈很有可能缺乏这几种营养素。孕期贫血不但影响母体健康，也影响胎宝宝的生长发育以及出生后的神经行为以及智力水平。

妊娠期营养和流产、早产、胎膜早破的关系密切。蛋白质、维生素和微量元素的缺乏会引起流产。孕期饮食中的铜离子少了，就会致使成纤维细胞中的胶原纤维及弹性纤维合成减少，导致胎膜的弹性降低。缺乏维生素C还会使胎膜变得脆弱，胎膜早破发生率升高。此外，孕妈妈血清中铜离子、锌离子浓度降低可导致过期妊娠。

营养不良易导致胎宝宝畸形。导致胎宝宝畸形的原因很复杂，营养不良和营养匮乏与胎宝宝畸形的关系密切。比如，孕妈妈缺乏叶酸，会引起流产、死胎甚至新生儿唇裂、腭裂和神经管畸形。

研究证实，胚胎期营养不良的胎宝宝，脑细胞的数量只有正常胎宝宝脑细胞数量的82%，即使出生后营养得到改善，智力仍然难以恢复。

小贴士

孕妈妈们为了让宝宝更加健康地发育，可能会有意识去吃那些有益但自己不喜欢的食物，其实不需要刻意地去改变自己的饮食习惯，因为同种类型的食物所提供的营养素相同，运用饮食替换原则一样能达到均衡营养的目的。比如准妈妈不爱吃鱼，可以选择鸡蛋、各种肉类、黄豆制品等来补充蛋白质。

第27周　警惕孕期的身体不适

怎样预防先兆子痫

先兆子痫，是孕期的一种疾病，多由中度妊娠高血压综合征发展而来，除有血压高、浮肿、蛋白尿等症状外，易出现头痛、头晕、视力模糊、胸闷、恶心等症状，如不加以治疗，很快进入子痫阶段。

有研究显示，如果孕妈妈适当摄入维生素C和维生素E，可以有效降低先兆子痫的发生率。

预防先兆子痫要注意几点

认真做产检。重视产前检查，不要忽视产检，且不要错漏过任何一次产检。合理运动，充分休息。休息不足会明显让血压升高。

放松情绪。患有高血压的孕妇要尽量放松情绪，不要过分激动或情绪起伏大，心情紧张会直接影响治疗的效果。

加强营养。孕妈妈缺乏营养，会增高患上低蛋白血症、严重贫血和妊娠高血压综合征的概率，因此要加强营养。特别是要加强蛋白质、多种维生素、铁剂和叶酸等的补充，这样可预防妊娠高血压综合征。

在寒冷的季节，孕妇要保暖，室内温度以18℃～24℃为宜。有妊娠高血压综合征的孕妈妈更要按时服药。

小贴士

妊娠高血压综合征如果控制不好，发展到严重的时候就会出现先兆子痫。因此要预防先兆子痫需要先预防妊娠高血压综合征。

妊娠水肿

妊娠水肿一般发生在妊娠中期、晚期，孕妈妈从踝部皮肤开始水肿，并可向上扩展至小腿、大腿，甚至全身皮肤，表现为皮肤发紧发亮，手指按下去有凹坑。如果孕妈妈发现自己手脚和面部出现水肿的时候，这说明已经到了水肿期，这时候一定要科学消肿。

充分休息。消除水肿最好的方法莫过于静养，凡事不要太累。研究表明，人在静养时，心脏、肝脏、肾脏等负担会减少，水肿自然会减轻或消失。

注意保暖。水肿就是水分的囤积，注意保暖可以让血液循环畅通、气息顺畅。

怀孕后身体调节盐分、水分的机能下降，孕妈妈吃的食物不宜太咸，孕妈妈应多吃清淡食物，保持低盐饮食，保持每日盐摄取量在6克以下。

小贴士 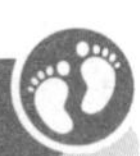

游泳可以治疗水肿，方法是选择泳池中水只到腰部的区域，进行原地踏步或柔软操，让下肢伸展约30分钟，也可以试着在自家的浴盆中，以温水浸泡下肢，由于水压的关系，对下肢消肿也有帮助。

走路太多，或站立太久，因行走和站立时间长了，会增加身体肿胀。

穿着合适的衣服。紧身衣服会导致血液循环不畅，从而引发身体浮肿。

穿宽松、舒适的鞋。前后留有1厘米余地。鞋底防滑，鞋后跟以2厘米高为好。

孕妈妈坐时可将双脚相对放高，这样可减轻脚部浮肿带来的不适感。

穿弹性裤袜。为了减少过多血液堆积在下肢，建议长期站立或是保持坐姿的孕妈妈穿上弹性裤袜。

抬高双腿。睡觉或坐着的时候，腿脚部稍微放高一点儿，有利于消除肿胀。孕妈妈在睡前把双腿抬高15～20分钟，可以起到加速血液回流、减轻静脉内压的双重作用，不仅能缓解孕期水肿，还可以预防下肢静脉曲张等疾病的发生。

左侧睡。左侧卧睡姿可以避免压迫到下肢静脉，减少血液回流的阻力。这样侧睡还可以减少对心脏的压迫。

如果是很严重的水肿现象，孕妈妈就要检查血压和尿液，有可能是血压高引起的，需要及时进行治疗。

羊水过多

羊水是胎宝宝生长的湿润环境，适量、适宜的羊水可使胎宝宝四周保持稳定的温度，使胎宝宝像鱼一样漂浮，能够阻止胎宝宝附贴到子宫壁上，并且能使胎宝宝躲避外界的打击和压力。

羊水也不是“死水”，它是不断地进行交换的。正常情况下，应该保持妊娠羊水量在300毫升～1000毫升，一旦羊水交换失去平衡就会出现羊水过多或过少现象，一般羊水量超过2000毫升，称羊水过多。

羊水过多现象有两种，急性羊水过多一般在妊娠20～24周发病；慢性羊水过多较多见，一般发生于孕晚期。

小贴士

在产前检查时，发现腹围、宫高明显大于正常月份，胎位查不清，胎心听起来遥远或听不到，就要想到羊水过多的可能。此时为了确诊或排除胎儿畸形，最好做B超检查。

羊水过多时，孕妈妈的子宫会过度膨大，横膈上抬，很容易引起腹部胀痛。此时孕妈妈不能平卧，会呼吸困难，同时由于膨大的子宫压迫下腔静脉，会影响静脉的回流，引起下肢及外阴水肿和静脉曲张。

如果孕妈妈出现行走不方便，喜欢侧卧，有时出现消化不良、恶心呕吐、便秘，并且腹部显著大于正常妊娠月份，皮肤发亮，就应该想到羊水过多的可能。

造成孕妈妈羊水量过多的原因主要有：无脑儿及水脑儿、食道闭锁及水肠高位闭锁、胎儿肺发育不全、胎儿脊柱裂、脐膨出等胎儿畸形；双胎；妊娠期糖尿病；母儿血型不合等，需要孕妈妈立即到医院做相应的产前检查。

羊水过少

羊水量能反映胎儿在子宫内的情况，适量的羊水量可保护胎儿并为胎儿提供正常的发育环境。胎儿的肺泡吸入适量的羊水，将有助于其肺部的膨胀和发育，能减少胎儿宫内窘迫的发生。

羊水少于300毫升者，称为羊水过少，最少可能仅数十或几毫升的暗绿色黏稠混浊液体。出现羊水量过少的原因，常常是因为胎盘功能低下，胎儿的生长发育受到了限制。胎儿发育不良，泌尿系统有畸形，致胎儿尿少或无尿，会导致羊水来源减少；胎盘变性功能减退，尤其在孕妈妈有并发高血压、肾炎等情况影响胎儿发育，导致羊水过少；过期妊娠胎儿肾小管对抗利尿激素敏感性提高，致尿减少，从而使得羊水过少；胎儿宫内发育迟缓。

另外，羊水过少也可能是由于胎儿泌尿系统有缺陷所致，如先天性肾畸形等情况。

羊水过少如果发生在孕早期，胎膜就会有可能与胎体粘连。如果发生在妊娠中期、晚期，那么羊水四周的压力很有可能直接作用于胎儿，从而

小贴士

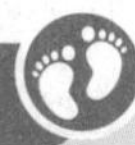

妊娠期间，医生可以通过抽取羊水检查，了解胎儿的成熟度，有时甚至还可以间接了解孕妈妈自己有无特殊的妊娠并发症。

引起各种畸形。

如果羊水过少，胎儿经检查无畸形，孕妈妈没有严重并发疾病，可在医生的指导下，通过快速饮水的办法增加羊水量。

足月未临产，又属缺乏羊水的孕妈妈，可在2小时之内饮水2000毫升，如果仍然达不到要求，还可重复上述办法。这种办法安全、有效、简便、易行。

在妊娠足月临产时确诊为羊水过少，应考虑终止妊娠。如果估计胎儿短时间内不能娩出，在排除胎儿畸形的情况下，可以采取剖宫取胎。

如何防治妊娠性贫血

严重的贫血会导致胎儿缺氧，引起胎儿宫内发育迟缓、早产甚至死胎。为了防止妊娠期贫血，孕妈妈需确保自己摄取足够的铁。

均衡饮食，多吃含铁丰富的食物。鸡、鸭、鱼肉中都含有丰富的铁，绿叶蔬菜、谷物、豆类、豆腐、坚果以及蛋类补铁效果也很好。

妊娠20周开始，母体红细胞总量扩充加快，胎儿发育需求量增多，就要尽量多吃一些含铁、叶酸或维生素B_{12}丰富的食物了，可以每周吃2～3次血豆腐、动物肝脏等。

食物要多样化。含有丰富维生素C的食物能够帮助更好地吸收铁质，这些食物包括橙汁、草莓、猕猴桃、番茄、土豆、甜椒。

多吃含铁丰富的食物。瘦肉、黑木耳、海带、紫菜、香菇、发菜、茄子、胡萝卜、菠菜、豆制品、鸡蛋黄等含铁量较多；用铁锅炒菜也可增加铁元素的摄入；还可补充一些含铁添加剂的酱油等。

多吃含有叶酸的食物，包括绿叶蔬菜、橙汁、强化谷物及面包等。

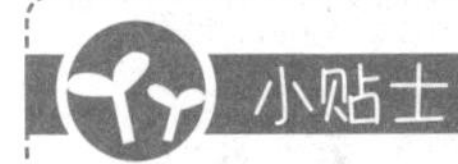

要避免食物过度烹调，营养过剩，注意补充维生素B_1、维生素B_6以及动物蛋白质等。

妊娠中期、后期多吃高蛋白食物。此时胎儿发育增快，只要每周体重不超过1千克，孕妈妈就要多吃高蛋白食物。牛奶、鱼类、蛋类、瘦肉、豆类等对补血都有良好效果。

另外，孕妈妈们也不要忘记按医嘱服用复合维生素。

谨防早产很重要

十月怀胎，一朝分娩，每个孕妈妈都希望自己的孩子按时来到这个世界。但是，有的胎宝宝尚未足月，就提前来报到了。

早产是指妊娠满28周至不足37周间分娩者。易致早产的因素很多，除了身体因素外，也有很多外界因素。

孕晚期最好不要长途旅行，避免路途颠簸劳累；不要到人多拥挤的地方去，以免碰到腹部；上、下台阶时，一定要注意一步一步地走稳；不要长时间持续站立或下蹲；在孕晚期，须禁止性生活。

要注意保持精神上的愉悦，避免精神紧张，为防早产及流产，孕妈妈饮食安排要科学合理：

忌用茴香、花椒、胡椒、桂皮、辣椒、大蒜等，少食山楂、黑木耳、杏子、杏仁以及薏米、马齿苋等食品，多吃菠菜、莲子、鱼等保胎食品。

要预防早产，最重要的是孕妈妈要保证充足的休息，不要让自己处于过度疲劳的状态，有很多的早产都是因为孕妈妈劳累所致，所以孕妈妈要

小贴士

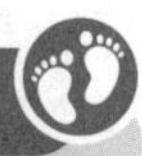

要预防早产，最重要的是孕妈妈要随时找时间休息，不要让自己处于太劳累的状态，现代人工作忙碌，压力大，甚至经常加班熬夜，很多早产都是因为劳累所致。

随时注意自己的身体状况，有任何不适要尽快就医。

孕妈妈要了解早产的征兆，如有未满孕周“见红”症状并伴有规律宫缩、持续性下腹痛、后背酸痛、阴道有温水样的东西流出等异常情况出现，应尽早去医院接受检查。

第28周　大腹便便的孕妈妈

多吃一些补脑食品

民间常说“一孕傻三年”，很多怀孕后的妈妈总是感觉自己脑子不够用了，多吃些补脑食物，不但能给孕妈妈脑力加油，还能促进胎宝宝智力发育。

富含脂肪的食物

动物性脂肪是构成脑组织极其重要的营养物质，在大脑活动中起着重要的不可代替的作用。大豆油、花生油、菜籽油等植物性油脂，以及牛油、猪油和各种肉类所含有的丰富动物性脂肪都是孕妈妈不可或缺的。

富含蛋白质的食物

蛋白质对有生命的物质结构、功能和大脑发育起着很重要的作用，动物性富含蛋白质食物有瘦猪肉、瘦牛肉、鸡、鸭、鱼、虾、蟹、鸡蛋、鸭蛋等。乳类，如牛奶、羊奶等。植物性富含蛋白质食物有豆类，如黄豆、青豆、黑豆、豆腐、豆浆等。谷类，如米、面、玉米等。干果类有花生、核桃、榛子、瓜子等。

富含维生素C的食物

维生素C在胎儿脑发育期起到重要的作用。樱桃、番石榴、猕猴桃、西蓝花、草莓、柿子、柠檬、西红柿、苦瓜等维生素C含量很高。

富含维生素E的食物

维生素E具有保护细胞膜的作用，还能防止不饱和脂肪酸的过氧化。坚果类、植物油、麦芽、大豆油、谷物、新鲜绿叶蔬菜、动物内脏、豆类、蛋黄、瓜果、瘦肉等含丰富的维生素E。特别是核桃果仁内含丰富的不饱和脂肪酸、蛋白质、维生素等成分，可营养大脑，促进细胞的生长。

富含碘的食物

碘是人体生成甲状腺素的主要原料，也是胎儿神经系统发育的必要原料，胎儿脑发育离不开碘。食物中海产品的含碘量最高，海带、海蜇、紫菜、海苔和淡菜含碘量都很高。海带含有丰富的亚油酸、卵磷脂等营养成分，有健脑的功能，海带等藻类食物中的磺类物质，是补脑不可缺少的食品。

小贴士

核桃虽然补脑也不宜多吃。每天吃2～4个核桃就可以了，另外要注意，核桃含油量大，在炒菜时，如果有核桃，要适当减少用油量。

要注意胎心监测

胎心监测检查是利用超声波的原理对胎儿在宫内的情况进行监测。一般情况下，孕妈妈从怀孕第37周开始每周做一次胎心监护、胎儿的正常心率是在120～160次/分之间。

小贴士

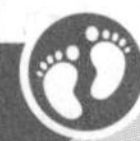

产前检查，听胎心音是一项不可缺少的项目，通过这项检查，可以判断胎儿生长和健康状况。当胎心率突然变快或转慢，即出现了不规律的情况时，就应该引起重视。

胎心监护是胎儿心率受交感神经和副交感神经调节，通过信号描记瞬间的胎心变化所形成的监护图形的曲线，可以了解胎动时、宫缩时胎心的反应，以推测宫内胎儿有无缺氧。胎心监护检查是利用超声波的原理对胎儿在宫内的情况进行监测，正常妊娠从怀孕第37周开始每周做一次胎心监护，如有并发症，可以从孕28～30周开始做。

在胎心监护时，发现胎心图形有异常，也常常用来表示胎心异常。胎心异常多数情况下是代表胎儿在宫内有缺氧，胎心异常的程度越严重，常意味着胎儿缺氧也越重，但并非所有的胎心异常都是缺氧引起的。

孕妈妈得痔疮怎么办

妊娠期间由于胎儿一天天长大，孕妇腹腔内的压力增高，直肠静脉的回流受阻，使痔静脉丛压力增加而引起痔静脉高度曲张。加上肛门部位受到子宫的压迫而血行瘀滞，这些因素都会促使痔疮的发生。

孕妈妈通常在孕28～36周出现便秘，造成局部静脉曲张而形成痔疮。妊娠次数越多，痔疮的发病率也越高。

经常反复的痔疮出血会造成贫血，让孕妈妈感到头昏、气短、疲乏无力、精神不佳。除非症状非常严重，影响到孕妈妈的健康，否则不宜做痔疮手术。一般来说，孕妈妈分娩后，痔疮可在产后三四个月自行萎缩。对于孕期痔疮防重于治，从调理饮食、注意生活习惯、适当运动等方面预防。

避免吃辛辣食物。如胡椒、花椒、芥末、葱、蒜等，少吃油炸食物，不饮酒。

多吃富含膳食纤维的蔬菜和水果。苹果、香蕉、桃、梨、火龙果等对便秘都有缓解作用，并注意多喝水。

避免久站久坐。养成定时排便的习惯，有便意时不要忍着。

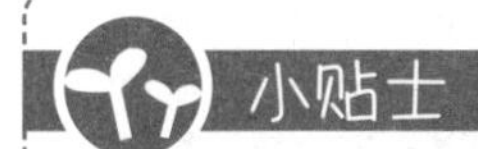

每天做提肛锻炼，每次30下，早晚各做一次，可以增强直肠括约肌的功能，防治痔疮、肛裂、脱肛、便秘、慢性肠炎等疾病，还可以防治孕妈妈产后尿失禁。

选择左侧卧位睡姿。采用左侧卧位睡姿时，有助于避免增大的妊娠子宫压迫腹主动脉及下腔静脉和输尿管，有利于胎儿的生长发育和防治孕期痔疮。

适当运动。孕妈妈可以多散步、做体操。卧床休息时可将骨盆抬高20厘米～25厘米。

预防妊娠期糖尿病

妊娠期糖尿病是妊娠后合并的糖代谢异常病症。妊娠期糖尿病可能出现糖尿病典型的“三多一少”的表现：多食、多饮、多尿，体重不增或者与孕周期应该增加的体重严重不符。特别容易疲乏，总是感到劳累。由于妊娠反应，孕妈妈身上发生了其他的新陈代谢的变化，通常只有通过常规的血糖和尿糖化验才能确诊。多出现在孕20～24周之后。发生率为3%～6%。预防妊娠期糖尿病要注意几点：

合理饮食，控制体重。进食含糖高的食物可导致血糖过高，一般每日每千克体重约需的热量为30千卡～35千卡。

蛋白质供给要充足。要多吃一些豆制品，增加植物蛋白质。

脂肪供给要适量。由于主食碳水化合物类食物供给减少，脂肪进食要适量增加，以维持每天的供热量。并可适量进食一些干果，增加供给脂肪。

补充维生素和矿物质。多吃一些蔬菜，补充维生素，经常吃一些含铁和含钙高的食物，如牛奶、鱼、虾皮、动物肝以补充矿物质。

适当限制食盐的摄入。孕妈妈应多吃清淡的食物。

每天锻炼至少30分钟，每周三次。轻至中度运动是很好的。

如果被诊断患上了妊娠期糖尿病，孕妈妈也不必过于焦虑和担心，大部分产妇随着分娩完成，胎盘排出体外，血糖也会恢复正常。

但这些在妊娠期发生糖尿病的女性，成为隐性糖尿病患者的可能性极大。一定要重视妊娠期的调整和产后体重增长，因为这关系到日后糖尿病的发生率。

小贴士

孕妈妈要少吃巧克力。巧克力所含糖分太高，可能诱发妊娠期糖尿病，而且巧克力刺激情绪类似于咖啡和茶，对胎宝宝神经系统的发育也有一定的影响。

光照胎教从本月开始

视觉是胎儿最晚发育的官能。日本科学家报道，当用手电照射孕妇的肚子时，胎儿有明显的反应。研究人员发现，在妊娠10～26周时，胎儿的眼睑虽依然闭合，但却已开始感觉到光。

光照胎教能促进胎宝宝视觉功能的建立和发育，光能够通过视神经刺激大脑视觉中枢。实验证明，适当的光照对胎宝宝的视网膜以及视神经有益。光照胎教成功的胎宝宝在出生后的视觉敏锐，协调力、专注力、记忆力也比较好。要注意，不科学的光照胎教也会对胎宝宝视觉产生不良影响。

从孕24周开始，准爸妈可以开始对胎宝宝进行光照胎教了。方法为：紧贴腹壁照射妈妈胎头方向，每次5分钟左右，结束前可以连续关闭、开启手电筒数次，以利胎宝宝的视觉健康发育。

小贴士

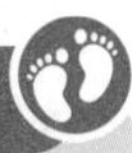

在给胎宝宝做光照胎教时光色必须柔和，胎儿视神经很稚嫩，所选光源不能太刺眼；暖色调的黄光对胎儿心理发展有益，容易使胎儿产生愉悦感。

用手电筒的光照射孕妈妈的腹壁，向子宫内透入光线，使羊水由暗变亮。这种光亮可使胎儿视网膜上叫作椎体细胞和杆状细胞的神经元产生视觉电脉冲，经视神经传入到大脑枕部的大脑皮层上的视觉中枢。经常产生这样的电脉冲和向视觉中枢传递，对孩子视觉功能的建立和发展有极好的促进作用。

胎宝宝是否有记忆

记忆是思维活动的一种形式，学者、专家对于胎宝宝是否有记忆这一问题存在许多争议，并对此进行了长期的深入研究。发现4个月胎儿对外界有意识的激励行为的感知体验，将会长期保留在记忆中直到出生后。

研究发现，6个月的胎宝宝对外界声音已经变得很敏感了，并已具有记忆能力和学习能力。此时，父母可以选择逐渐加强对胎儿语言刺激，以语言手段来激发胎宝宝的智力。此时对胎宝宝进行不断的刺激，会让胎宝宝的识别能力逐步提高，理解能力也会不断增强。随着记忆与体验的加深，胎儿的精神也从无意识存在发展为有意识的存在。

虽然隔着肚皮，但是孕妈妈的一举一动胎宝宝都能感受到，胎儿有记忆力，不但会看，还会听，甚至还会发脾气。

哭泣的新生儿，如果被妈妈抱在怀里会很快就安静下来，这是因为胎宝宝在孕妈妈的子宫中早已熟悉母亲的心音，听到母亲心脏跳动的声音时，宝宝会感到安全亲切。这也正好说明了胎宝宝是有记忆力和感知能力的。

所以，孕妈妈要耐心做好胎教，设法开发胎儿的记忆力，多跟胎宝宝说话、讲故事，对胎宝宝出生后的听力、记忆力、观察力、思维能力和语言表达能力方面都大有裨益。

小贴士

胎宝宝通过胎盘接受母体所供给的营养和母体神经反射传递的信息，使胎宝宝脑细胞在分化、成熟过程中不断接受母体神经信息的调节与训练。因此，妊娠期妈妈情绪的调节与宝宝智力的发育有很大关系。

PART 08

孕8月（29～32周）

宝宝变“漂亮”了

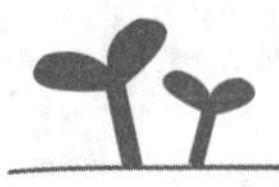

胎宝宝的发育情况

孕8月的胎儿日渐长大，长约40厘米，重约1.5千克。骨骼更为强健，能听到母体外的声音，胎儿身体和四肢继续长大，直到比例相当，皮肤淡红，并变得光滑起来，皮下脂肪日渐增多，但由于皮肤的皱褶仍然很多，看起来依然像沧桑的老人。

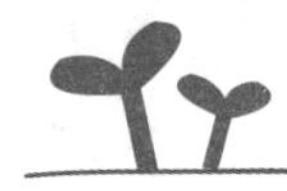

孕妈妈的身体变化

进入孕8月，孕妈妈的腹围有规律地逐步增大，腹部会更加突出，给生活带来了很多的不便。孕妈妈挺着肚子，重心后移，渐渐成为习惯，而身体稍微前倾都会感到异常困难。

第29周　肚子越来越大了

孕晚期妊娠保健的主要内容

身体保健

孕晚期下肢和全身容易发生浮肿，各种与妊娠有关的并发症都可能会出现，威胁母婴健康，因此除了继续观察胎儿的发育外，还需要留意胎盘功能以及胎儿在宫内的情况。有不适症状，如阴道流血等，要及时就医。

饮食保健

增加进食量，多吃鱼、肉、蛋、肝、核桃、虾皮、西红柿等富含蛋白质、钙质及维生素的食物，在满足胎儿生长发育所需营养素的同时，还要为母体和胎儿储存一些营养素。

运动保健

注意适当锻炼，增强肌肉力量，维持好体重，保持体形，不过切忌运动过量，让身体过于疲惫，同时要注意远离那些可能对腹部造成损伤的运动项目。散步可为首选，它能增加骨盆的肌肉张力，对自然分娩十分有利。

心理保健

保持心情平和，情绪愉快开

小贴士

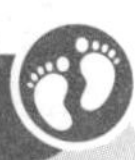

孕8月需注意的生活细节：

1.按产检医院要求，按时做产前检查。

2.起床后先喝一杯温开水，再吃早餐。

3.枕头不宜太高。

4.少食多餐，进餐次数可增加至5次以上。

5.控制体重增长的速度。

朗，平时不妨多听听能激发情绪的音乐，看看能放松心情的图书、电视节目等。

怎样减轻妊娠期的困倦疲劳

孕晚期由于身体承受着更为沉重的负担，孕妈妈变得特别容易困倦，建议想睡就睡，不要有太多顾虑。

对于“身不由己”的孕妈妈，当然也可以采取一些缓解困倦疲劳、恢复精力的措施。

把注意力集中在美好的事物上，比如回忆曾经去过的景色优美的地方、想象想去的旅游地的景色等，保持心情愉快。

听一听音乐，可以选择那些旋律优美的抒情音乐或胎教音乐来听，缓解紧张的情绪，放松身体。

闭目养神，配以适当按摩，用指尖按摩前额、双侧太阳穴及后脖颈，可以有效地缓解疲劳。

小贴士

孕妈妈一天的最佳睡眠时长：

1.总体睡眠时间应在9小时以上。

2.晚间睡眠时间不少于8小时。

3.午间睡眠时间控制在0.5～1小时。

可以跟人聊聊天。聊天是一种排解烦恼、交流体会的好方法，有利于释放和减轻内心的种种忧虑，还可以获得很多新信息。在轻松愉快的交谈中，孕妈妈很容易忘掉身体的困倦不适。

多发展一些兴趣爱好，如动手制作一些小玩具、小娃娃、小动物，甚至可以亲手给即将出生的宝宝做些小衣物，在缓解身体疲劳的同时，也显得格外有意义。

怀孕晚期饮食注意事项

饮食均衡，可以适当增加一些副食品的种类及数量。

增加矿物质的摄入，尤其是铁和钙，多吃动物肝脏、菠菜、蛋黄、海鱼、海米和虾仁等铁钙含量丰富的食物。

增加蛋白质的摄入，适量吃一些奶制品、肉蛋、鱼虾等富含优质蛋白的食物。

补充必需的脂肪酸和DHA。DHA不能在人体内合成，必须从食物中获取。一般鱼肉中含有丰富的DHA，孕妈妈可以酌情多吃一些。

多吃含丰富维生素、矿物质和纤维素的食物，如菠菜、白菜等绿叶蔬菜，猕猴桃、橙子等富含维生素C的水果。

少吃含高热量、高脂肪的食物，米、面包等主食也不要吃太多，一方面使孕妈妈避免过于肥胖，另外也能防止胎儿过大，造成巨胎难产。

饮食宜清淡，少吃含盐多的菜肴和食物。过多的盐分会增加水分在体内的潴留，引起身体水肿，从而增加心脏及肾脏的负担。

孕晚期饮食要做到早餐吃得好，午餐吃得饱，晚餐吃得少，且粗细粮搭配，荤素菜搭配。

小贴士

孕妈妈在孕晚期一天食物建议量：谷类200克～250克，薯类50克；蔬菜类300克～350克，其中绿叶蔬菜和红黄色有机蔬菜占2/3以上，水果类200克～400克；鱼、禽、蛋、肉类（含动物内脏）每天总量200克～250克；牛奶300克～500克；大豆类15克，坚果10克；烹调油25克，食盐不超过6克。

妊娠糖尿病综合征的孕妈妈怎样安排膳食

合理控制总能量，此时总能量要按每千克体重30千卡～35千卡能量的标准来供应，妊娠28周后孕妈妈每周体重增长应控制在500克以内。

保证碳水化合物的摄入，每日主食要保证在250克～350克，且适当选些粗杂粮，注意粗粮和精粮搭配。

保证蛋白质的供应，每日蛋白质供应量约为100克，且优质蛋白质因占到1/3以上，可以适当选些瘦肉、蛋类、奶类、鱼虾、豆制品等。

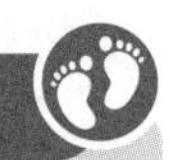

小贴士

妊娠期糖尿病综合征的孕妈妈控制饮食需注意：

1.以保证母婴营养为重，不可为了控制血糖而减少饮食摄入。

2.肥胖型孕妈妈千万不可在孕期减肥。

摄入适量脂肪，注意不能超过总热量的30%，如适量食用花生仁、核桃等坚果。

注意补充维生素、膳食纤维和富含钙铁的食物。例如瘦肉、动物肝脏可有效补充铁；黄红色和绿色蔬菜既富含丰富的胡萝卜素及维生素C，又增加了膳食纤维；海带、紫菜可补碘，对母亲和胎儿非常有利。

合理安排餐次，在每日规定量中采取少食多餐，且定时定量提供，一般每天5～6餐为宜，除早、午、晚三餐外，在两餐之间适当加餐。可酌情在睡前加餐，以防止夜间太长进食不足发生的低血糖。

如何判定孕期血糖超标

血液中的糖分称为血糖。人们摄入谷物、蔬果等，经过消化系统转化为单糖（如葡萄糖等）进入血液，运送到全身细胞，作为能量的来源。体内各组织细胞活动所需的能量大部分来自血糖，所以血糖必须保持一定的水平才能维持体内各器官和组织的需要。

正常人在空腹血糖浓度为3.61毫摩/升～6.11毫摩/升。空腹血糖浓度超过7.0毫摩/升称为高血糖。

孕妈妈空腹血糖不应超过5.1毫摩/升。孕妈妈餐后1小时血糖值一般用于孕期糖尿病检测中，此时血糖值不得超过10.0毫摩/升。孕妈妈餐后2小时血糖值不得超过8.5毫摩/升。

在怀孕过程中得过妊娠期糖尿病的女性，在5～15年内患糖尿病的概率为40%～60%，而正常情况下，女性患糖尿病的概率仅为15%。这表明，如果妊娠期患过糖尿病，即便已经痊愈，也要注意饮食和锻炼，否则产后仍有患糖尿病的危险。

另外，当空腹及餐后1小时两项血糖检测中，有一项检测值超过标准值或两项都接近标准值，也应视为妊娠糖尿病，从而及早改善饮食、增加运动以控制血糖，免于日后发展为糖尿病患者。

小贴士

预防妊娠期糖尿病，孕妈妈在日常生活中一定要注意：

1.严格保证饮食均衡，营养全面。

2.严格控制热量和糖分摄入。

3.少食多餐。

4.增加膳食纤维。

5.积极参加户外运动。

第30周　为宝宝购置生活用品

需要给新生儿准备的用品

衣物。准备3件以上和尚衫或蝴蝶衣，选用柔软、手感好、透气性好、保暖性好、易于吸水的棉织品或纱布织品，宽大便于穿脱，颜色宜浅淡，以便发现污物。此外还要准备2～3件连身衣、2件外套、软鞋、棉袜等。

尿布。除准备新生儿纸尿裤之外，还可以准备用柔软、易吸水的布制作而成的尿布，颜色浅淡以便观察大小便的颜色。

寝具。单独准备一个小床铺，床铺四周栏杆的高度以宝宝起来不会掉落为准，不能有锐利的棱角。栏杆与栏杆之间的距离要小，避免宝宝的头部通过。此外还有床垫、纯棉床单和被套、睡袋。

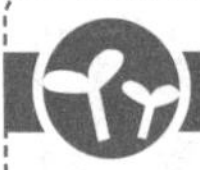

小贴士

新生儿用品选购注意事项：

1.不要一次购买过多的新生儿衣物。

2.不是迫切需要的物品暂缓购买。

3.购买婴儿服饰以方便舒适为第一选择。

食具。如奶瓶、奶嘴及配套的奶瓶刷、消毒锅、温奶器等。若是母乳喂养，妈妈还需准备胸垫、吸奶器等。

洗澡用品。浴盆、浴垫、大小浴巾、宝宝专用洗发精及沐浴露、护肤油等。

保健药箱。包括耳温枪、医用消毒纱布、消毒棉签、医用绷带、胶布卷、剪刀、镊子等。

孕晚期腹部不舒服的原因

孕晚期，孕妈妈会发现腹部轻微发胀，摸起来还会硬硬的，偶尔还伴随发紧的疼痛。这基本上因假宫缩所致。如果孕妇较长时间保持同一个姿势站或坐，就会出现假宫缩，是正常现象。只要持续时间不长，不伴随疼痛，孕妈妈就不必担心。

不要积存压力，压力积攒后也容易出现腹部变硬，最好能保持身心放松。

由于宫缩是不受人意志控制的，所以孕妈妈肚子硬总是没有时间规律可循的。

随着产期的临近，宫缩就会越来越频繁，肚子发硬的情况也就会越来越多。

改变活动或姿势，适当散散步或许能缓解不适感，而适当休息也能缓解假性宫缩。

肚子硬是大部分孕妇都会遇到的情况，孕妈妈们也无须过度地担心，肚子硬时可以尝试放松练习或缓慢地深呼吸，尽管不能让假宫缩停止，但能帮孕妈妈缓解不舒服的感觉。

出现肚子硬时，可以做胎心监护观测是否存在不规则宫缩，如存在不规则宫缩，且伴有肚子痛、腰痛，则应立即去医院检查。

小贴士

假宫缩与真宫缩的区别：

假宫缩时子宫收缩不规则，持续时间短，力量弱，只限于子宫下部，不能使子宫颈口张开，不会有疼痛感。

真宫缩时子宫收缩有规律，初期每10分钟一次，后缩短为每3～5分钟一次，伴随腹部阵痛，能感到下腹部很硬。

孕晚期睡觉适合左侧卧

孕妈妈掌握正确的躺卧姿势，对胎儿的健康成长是十分有益的。

孕中晚期，由于子宫很大，孕妈妈仰卧时，下腔静脉会受到压迫，使血液回流不畅，回心血量减少，胎盘血流量也随之减少，从而影响胎儿对氧和营养物质的需要。此外，仰卧还会造成胎儿供氧不足，使胎儿出现胎心异常。仰卧还会让孕妈妈下半身血液回流不畅，导致下肢、直肠和外阴的静脉压力增高，易发生痔疮，下肢、外阴静脉曲张等。

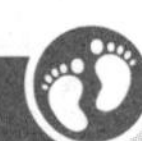

小贴士

关于睡姿，孕妈妈还应注意以下三点：

1.不能90°左侧卧位睡，而应保持15°~30°左侧卧位。

2.睡觉姿势选择主要还以舒服为主。

3.胎动增加时需换个睡觉姿势。

针对以上状况，最简单有效的方法就是改变卧躺体位，采用侧卧位，最好是左侧卧。妊娠子宫大部分向右旋转，子宫血管也随之扭曲。左侧位能纠正子宫右旋，使血管复位，血流通畅。

除了晚上睡觉采用左侧卧外，孕妈妈白天小睡也可以采用。侧卧位能降低舒张压，白天孕妈妈左侧卧4小时，一定程度上可以预防、缓解妊娠高血压综合征。

什么是正常的胎位

胎位

胎位是指胎儿先露的指定部位与母体骨盆前、后、左、右的关系。

正常胎位的重要性

正常胎位多为枕前位。正常的胎位应该是胎头俯曲，枕骨在前，分娩时头部最先伸入骨盆，医学上称之为“头先露”，这种胎位分娩一般比较顺利。

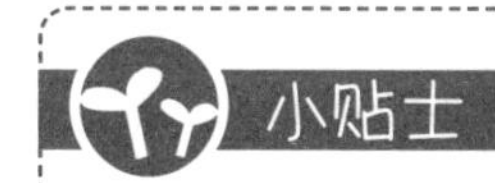

胎位不正是常事，而且完全能校正。孕妈妈不必焦虑、愁闷，情绪不好更不利转变胎位。

胎儿出生前在子宫里的姿势非常重要，它关系到孕妇是顺产还是难产。胎儿在子宫内时浸泡在羊水中，由于胎儿头部比胎体重，所以胎儿多是头下臀上的姿势。

胎位缩写常识

顶先露	代表骨为枕骨，occipital	缩写为O
臀先露	代表骨为骶骨，sacrum	缩写为S
面先露	代表骨为下颏骨，mentum	缩写为M
肩先露	代表骨为肩胛骨，scapula	缩写为Sc

各异常胎位缩写如下：

顶先露	左枕前（LOA）	左枕横（LOT）	左枕后（LOP）	右枕前（ROA）	右枕横（ROT）	右枕后（ROP）
臀先露	左骶前（LSA）	左骶横（LST）	左骶后（LSP）	右骶前（RSA）	右骶横（RST）	右骶后（RSP）
面先露	左颏前（LMA）	左颏横（LMT）	左颏后（LMP）	右颏前（RMA）	右颏横（RMT）	右颏后（RMP）
肩先露	左肩前（LScA）	左肩后（LScP）	右肩前（RScA）	右肩后（RScP）		

孕期尽量别戴隐形眼镜

有些孕妈妈发现，之前佩戴合适的隐形眼镜突然就不合适了，不是戴起来不舒服，就是长时间佩戴不舒服，甚至根本戴不上。

其原因在于，孕妈妈的泪液分泌大大减少，戴隐形眼镜时眼睛就会出现眼干、眼涩、磨眼等不适症状。

怀孕期间，孕妈妈的内分泌系统发生了很大变化，角膜组织会出现轻度水肿，使得角膜增厚。而隐形眼镜会阻隔角膜与空气的接触，孕期如果继续佩戴隐形眼镜，势必会增加角膜缺氧程度，降低角膜的敏感度，还易发生急性角膜损伤。

孕晚期时，孕妈妈的角膜小动脉可能会发生挛缩，使血流量减少，配戴隐形眼镜则会增大结膜炎的发生概率。

此外，隐形眼镜的护理液含有药物成分，长期使用可能会对胎儿造成不良影响，一般隐形眼镜护理液的外包装上都会注明“孕妇忌用”字样。还有很多眼药水或眼药膏的成分会使胎儿发生畸形，十分危险。

小贴士

近视的孕妈妈要注意下面三点：

1.近视度数不高者，孕期尽量不要戴眼镜。

2.眼镜度数高必须戴眼镜者，孕期尽量佩戴框架眼镜。

3.孕期绝对不要做视力矫正手术。

第31周　越来越笨拙

孕晚期吃什么宝宝会聪明

要想让宝宝聪明，孕妈妈在孕期就要多食用那些能促进胎儿大脑发育的食物。

多吃在大脑细胞形成过程中能提供所需要的各种氨基酸，增加胎脑细胞数量的食物，比如蛋黄、鸡肝、猪肾、猪脑、猪心、瘦肉、大豆等。

多补充一些能促进胎脑发育的食物，比如花生、蛋黄、鸡肝、猪肾、猪心、瘦肉、豆类、海苔等。

铁质不足会影响胎儿的智商，孕妈妈要食用一些富含铁质的食物，如瘦牛肉、鸡肉以及强化谷物早餐等。

补充富含维生素及微量元素的食物，提供胎儿均衡发育所需的营养。孕妈妈每天补充维生素，有利于胎儿均衡地获取成长发育所需的维生素和微量元素。叶酸和维生素B_{12}能帮助胎儿制造血红细胞，维生素C能预防胎儿先天性畸形，维生素D能强化胎儿骨骼，而微量元素锌则有利于大脑发育，如瘦肉、猪肝、鱼类、口蘑、松子、香菇、橙汁、草莓等。

小贴士

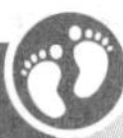

有些食物会损害胎儿大脑发育，孕妈妈需要远离。

1.味精。味精会消耗大量的锌，导致胎儿缺锌。

2.酒精饮品。酒精会导致胎儿脑发育不全或呈明显的畸形状态。

妊娠时脸上出现色斑怎么办

孕妈妈在孕期内分泌系统功能重新调整，导致皮肤上易出现色素沉着，鼻梁两侧的面部皮肤尤为明显。虽然这些斑在产后会逐渐消失，但仍有必要采取一些预防和调节措施。

保证良好的睡眠，作息规律。

多吃富含优质蛋白质、B族维生素、维生素C的食物很有必要，因为它们具有消退色素的作用。这类食物有西红柿、花菜、紫甘蓝等。同时要少吃辛辣、油腻等对皮肤有刺激性的食物。

外出时要注意防晒，最好打遮阳伞或戴帽子，也可以抹上防晒霜。

坚持用冷热水交替冲洗脸上长斑的地方，不仅可以清除面部老化角质，促进新陈代谢，还能有效抑制黑色素沉积。用添加白醋的淡盐水洗脸也可以有效抑制色斑沉积。

小贴士

对于脸上的色斑，孕妈妈的以下做法是不可取的：

1.用刺激性洁面乳进行美白。这样做会破坏皮肤分子结构，损伤皮肤。

2.用浓妆来遮盖色斑。孕期皮肤较为敏感，接触过多的化妆品，不但容易引起皮肤过敏的情况，过度使用化妆品还会影响胎宝宝健康发育。

孕晚期坐骨神经痛怎么办

孕晚期，胎儿的重量会给孕妈妈的背部增加压力，挤压坐骨神经，导致腰部以下到腿的位置出现强烈的刺痛。

虽然孕期坐骨神经痛并没有很好的治疗方法，但孕妈妈平时多注意休息，避免劳累，能有效预防坐骨神经痛。

出现坐骨神经痛的孕妈妈在平躺时，可架高脚部，使脚的位置和心脏的位置接近，使静脉回流增加更为舒畅，从而缓解疼痛。

小贴士

职场孕妈妈由于久坐不动，是孕期坐骨神经痛的高发人群，建议孕妈妈在办公室也要多走动，不要以同一种姿势站立或坐着超过半小时。

睡觉时保持左侧卧的姿势，并在两腿膝盖间放一个枕头，以便增加流向子宫的血液，缓解疼痛。

孕妈妈要尽量保持背部略呈弓形，坐下时，不妨在背后放一个靠垫以支持脊柱，减轻对坐骨神经的压迫，预防并缓解疼痛。

孕晚期孕妈妈可以适当做些运动，比如游泳，能减轻对坐骨神经的压力，缓解疼痛。

疼痛发生时，可以尝试做一下局部热敷，用热毛巾、纱布或热水袋热敷疼痛部位，时间约半小时，可有效缓解疼痛。

疼痛严重时，建议到医院进行局部的镇痛治疗。

如何缓解孕晚期的尿频

孕晚期在接近临产前1～2周，由于胎儿先露部位（胎头或胎臀）下降进入骨盆腔，对孕妈妈的膀胱进一步造成压迫，使得膀胱容积减小，导致小便次数增加。

此外，孕后期母体的代谢产物增加，加之婴儿的代谢物也要通过母体排出，使得孕妈妈的肾脏工作量大增，尿量增加。

小贴士

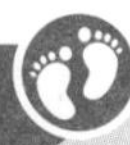

妊娠期间糖尿病也会出现尿频症状。出现尿频时，建议孕妈妈先到医院接受诊疗，以排除患有妊娠糖尿病的可能。

孕妈妈平时要多做会阴肌肉收缩运动，加强肌肉力量的锻炼，不仅能收缩骨盆肌肉，控制排尿，在分娩时还能减少产道撕裂伤。

白天适量补充水分，但不能饮水过量。晚上临睡前的两小时尽量别喝水，以减少起夜次数。

睡觉时采取左侧卧，以避免或减少对膀胱的压迫。

平时有了尿意应及时排尿，不可憋尿。憋尿太久会影响膀胱功能，严重时甚至不能自行排尿，形成尿潴留，需要到医院行导尿术。

要更加注意外阴部的清洁，每天用温开水清洗至少一次，每天换洗内裤。

第32周　要预防早产

什么是早产

早产是指妊娠满28周至不足37周间分娩者，此时娩出的新生儿称早产儿。

由于未到预产期，胎儿的肺脏和其他器官、系统尚未做准备，因此早产对胎儿来说很危险。国内早产占分娩总数的5%～15%，约有15%的早产儿死于新生儿期。

早产最明显的迹象是子宫收缩。子宫会变硬、发紧，持续约半分钟后，子宫恢复变软，这种收缩是不规律的，而且没有疼痛感，经常在孕妈妈走路或活动时出现，是正常的。但是，当子宫收缩过于频繁，甚至每小时达到3次以上时，孕妈妈就要格外注意。如果此时还伴随出现下腹、后背酸痛，下腹有明显的下坠感，外阴部感觉压迫或有出血、破水等情况，就要想到有可能是早产现象，应立即入院就医。

小贴士

如何分辨临产子宫收缩与早产子宫收缩?

临产宫缩：每5～10分钟内就出现一次宫缩，每次持续30秒钟以上，并伴有阴道血性分泌物排出，在观察过程中子宫颈口有进行性的扩张，且宫口已开大超过2厘米。

早产子宫收缩：子宫呈规律地收缩，胎膜已破裂，子宫颈口迅速扩张至4厘米以上。

八大危险因素导致孕妈妈早产

研究发现，有八大高危因素导致孕妈妈易发生早产：

1.人工流产史。数据显示，有人工流产史的孕妈妈出现早产的概率高达35%，而无人工流产史的则为19%。

2.孕期感染疾病，如流感、伤寒、疟疾、风疹等，易导致孕妈妈早产。

3.孕期营养不足，孕妈妈体重增加过少。数据显示，孕期体重增加不到11千克的孕妈妈，发生早产的可能性更大。

4.产前检查次数过少。产前检查少于3次的孕妈妈，易出现早产。

5.妊娠剧吐。数据显示，孕妈妈因妊娠剧吐发生早产的占18.5%，而无剧吐症状者发生早产仅占4.2%。

6.社会心理因素。孕妈妈在妊娠期长期有高度紧张、愤怒、悲伤、抑郁等不良情绪，易出现早产。

7.怀孕前月经不正常的孕妈妈，易发生早产。

8.孕妈妈身材过于矮小。

小贴士

孕妈妈在妊娠后要积极预防早产，主要措施有：

1.一旦发现早产症状，要严格卧床休息，减少子宫收缩。

2.有子宫畸形、子宫肌瘤等子宫疾病的孕妈妈，一旦出现宫缩，须及早休息或入院观察治疗。

3.避免过度劳累，适当休息。

4.孕7月以后，要避免性生活。

学做呼吸操

孕妈妈多做呼吸操，不仅有助于保持心态放松，还利于在分娩时配合宫缩，下面介绍3种呼吸操。

1.胸式呼吸。仰卧于床，全身放松，一手置于腹部，一手置于胸前。用嘴深呼气后，用鼻子吸气，让胸部鼓起，这时放在腹部的手能感到腹部在慢慢向上升起，而放在胸部的手则会感到胸部在慢慢鼓起。吸气要深，呼气要缓。重复数次。

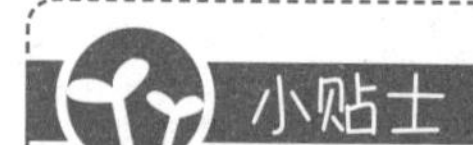

由于胸腹联合呼吸会让肺部吸入大量的氧气，可能会引起头晕，因此孕妈妈在做这套呼吸操时一定要注意两点：

1.要躺着做。

2.不要连续多次做。

2.腹式呼吸。仰卧于床，全身放松，一手置于胸部，一手置于腹部，先吐尽胸腔内的气，闭嘴用鼻孔吸气，至腹部鼓起。这时两只手可以明显感到胸腹部的动态。接下来缓慢而规律地张嘴吐气，使胸腹回到本来位置。

3.胸腹联合呼吸。仰卧于床，全身放松，深呼气后，再缓慢吸气至胸腹部鼓起，接下来张嘴缓慢吐气，排出胸腔里的空气。休息几秒后重复以上动作。

脐带绕颈危险吗

脐带绕颈与脐带长度及胎动有关。在孕中期，孕妈妈子宫腔体积较大，而胎儿相对较小，胎儿有很大的活动空间，如果是脐带过长，或胎儿在做由头位变为臀位，或臀位变成头位的大幅度动作时，发生脐带缠绕、脐带绕颈的可能性就比较大。

一般情况下，脐带绕颈松弛，对脐带血循环没有影响的话，胎儿是不会受到伤害的，孕妈妈不必过于担心。胎儿脐带绕颈的发生率是20%～25%，也就是说，每4～5个胎儿出生，其中就有一个是脐带绕颈的。脐带绕颈常见的是1～2圈，3圈以上者比较少。

当脐带绕颈过紧，脐血管因受到挤压而使血循环不畅或胎儿颈静脉受压时，胎儿就会出现缺血、缺氧，形成宫内窘迫，甚至出现死胎、死产或新生儿窒息。

脐带绕颈过紧多发生在分娩期，并伴有脐带过短或相对过短，从而影响先露下降，使得产程延长，加重胎儿缺氧，甚至危及胎儿生命。

小贴士

当胎儿出现脐带绕颈时，孕妈妈不必太过担心，做好以下预防工作：

1.留心胎动，胎动过多或过少都要及时去医院检查。

2.做好产前检查，尤其是羊水过多、过少，胎位不正的孕妈妈。

3.通过超声检查和胎心监测来及时掌握脐带的情况。

孕妈妈皮肤发痒会影响胎儿吗

孕妇皮肤瘙痒有很多类型，但不是每一种都会对胎儿造成不良影响。

孕妈妈在孕期，肚皮、大腿部、手脚处会出现一些疹子，类似荨麻疹和丘疹，这可能是多型性妊娠症，又叫妊娠瘙痒性荨麻疹性丘疹。这种皮肤发痒不会对胎儿带来伤害。

在孕中后期，孕妈妈的腿部或手臂处会出一些呈红色或粉色的丘疹，这可能是妊娠痒疹，或许跟皮肤干燥或外界的刺激有关。这种皮肤发痒也不会给胎儿带来影响，一般在产后就会自行消失。

在孕中期和孕后期，孕妈妈的下身，特别是腹部、大腿内侧等部位，

小贴士

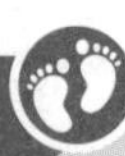

为了避免一般性的皮肤瘙痒，孕妈妈在生活中需要注意：

1.保持环境清洁，经常晒被子，勤换床罩。

2.少去花草多的地方，以避免花粉过敏及蚊虫叮咬。

会起一些小包或疹子，这可能是瘙痒性毛囊炎，可以涂一些无激素类药膏缓解，而且产后即会消失。瘙痒性毛囊炎也不会给胎儿造成影响。

但是有些皮肤瘙痒，如胆汁淤积型瘙痒症、妊娠型类天疱疮、疱疹样脓痂疹、妊娠期丘疹皮肤炎等，不仅会给孕妈妈带来烦恼，还会威胁到胎儿生命，导致胎儿早产。

当孕妈妈出现皮肤瘙痒时，须先去医院就诊，确定病情及其危害程度，进而采取对应措施。

PART 09

孕9月（33～36周）

胎宝宝的发育基本完成

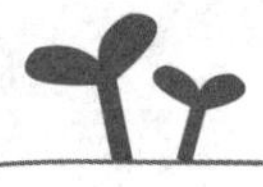

胎宝宝的发育情况

到孕9月时，胎儿身长约48厘米，体重约长到2.5千克，这个时候胎儿在妈妈腹中不太老实，动作经常很剧烈，小手和小脚能将妈妈的腹壁顶起来。

孕妈妈的身体变化

到孕9月，孕妈妈的子宫越发膨胀，已经距离心脏很近，孕妈妈常常感到喘不过气来，并且心跳加快，食欲开始减退，要注意不要太过疲劳。

第33周　调整心态，不焦虑

心理调整助健康

怀孕的妈妈会享受诞下新生命那一刻的幸福。怀孕晚期，有的孕妇又会陷入一种焦虑心理，担心会早产，不能顺利分娩，害怕分娩时的疼痛，甚至会猜想孩子生出来可能有问题，有的甚至担心是男孩还是女孩，宝宝出生后能不能教育好宝宝等。这些想法，都使孕妇在孕晚期承受着很大的心理压力，如果不能及时缓解，对于分娩以及胎儿的健康都有着不利影响。

所以，此时孕妈妈需要做的就是转移注意力，调整自己的焦虑心态。孕妈妈可以多做一些喜欢的事，以稳定情绪，减轻产前忧虑和紧张。

此外，孕妈妈还可以经常对自己进行积极心理暗示，在心里和自己说说话，告诉自己就要见到宝宝，他（一定）很健康、很可爱等。在出现分娩征兆前，除非医生建议提前住院的情况，孕妈妈要安心在家中待产。

小贴士

在孕晚期，准爸爸的角色尤为重要，此时一定要陪伴在准妈妈身边。爸爸要帮助即将生产的准妈妈调节心理压力，克服对分娩的恐惧，积极和妻子一起学习有关的医学知识，了解分娩全过程以及可能出现的情况，知道在妈妈分娩时怎样配合，进行分娩前有关训练，减轻心理压力，提醒妻子定期做孕晚期检查。

骨盆测量的重要性

骨盆测量是指利用骨盆测量器对孕妇骨盆进行测量，这是产前检查必不可少的项目。骨盆能够支持并保护生殖器官和骨盆内的其他器官，同时它也是产道最重要的组成部分，是生产时胎儿生出的重要通道，其形态和大小都关系着是否能顺利分娩。

骨盆测量值多少可以顺产

医学理论上也认为孕妈妈的中骨盆直径在9.8厘米以上分娩就不会有问题，小于9.2厘米则自然分娩的概率就比较小。

骨盆测量方法

分类	时间	方法	注意
骨盆外测量	在首次产检进行	测量时检查者面向孕妇外阴部，触到坐骨结节，测量两坐骨结节内缘间的距离。若无骨盆测量器，可用检查者拳头置于两坐骨结节间，可容一拳时，估计此径线大于8.5cm，即为正常。测此径线，可直接了解骨盆出口横径长度	当出口横径小于8cm时，应测后矢状径
骨盆内测量	怀孕晚期检查	通过中骨盆测量器依靠阴道测量坐骨棘间径	骨盆内测量检查不宜过早，因为检查过早的话，会因为盆腔内软组织不够松弛，从而影响操作和准确性，而且盆骨在后期会相应长大

骨盆测量数据分析

骨盆的大小以各骨之间的距离，即骨盆径线大小来表示。每个人的骨盆大小和形态受到个人的身体发育、营养状况、遗传和种族差异的影响而有所不同，所以，在正常范围内骨盆各径线的长短也有一定的差别。目前在各种资料中描述的骨盆径线值，是许多正常骨盆的平均数值。

1.骨盆形态正常，但各条径线均小于正常径线最低值2厘米以上，诊断为均小骨盆，可发生难产。

2.若骨盆形态轻微异常，但各径线均大于正常低值径线，则可能经阴道顺利分娩。

3.骶耻外径（EC）小于18厘米、对角径（DC）小于11.5厘米时，诊断为扁平骨盆。

4.耻骨弓角度小于90°，坐骨结节间径小于8厘米，坐骨结节间径与出口矢状径之和小于15厘米，骨切迹宽度小于2横指时，诊断为漏斗型骨盆。

5.坐骨切迹宽度间接反映中骨盆后矢状径大小，中骨盆狭窄往往伴有骨盆出口狭窄，通过测量坐骨结节间径、坐骨棘内突程度以及坐骨切迹宽度，间接判断中骨盆狭窄程度。

骨盆测量正常值

参考项目	正常值范围	异常风险
骨盆外测量：		
髂棘间径（IS）	23厘米～26厘米	骨盆出口狭窄；难产
髂嵴间径（IC）	25厘米～28厘米	
骶耻外径（EC）	18厘米～20厘米	
出口横径（TO）	8.5厘米～9.5厘米	
出口后矢状径	8厘米～9厘米	
耻骨弓角度	90厘米	
骨盆内测量：		
对角径（DC）	12.5厘米～13 厘米	中骨盆狭窄；难产
坐骨棘间径（BD）	约为10厘米	
坐骨切迹宽度	5.5厘米～5.6厘米	

测量骨盆对于经产妇也十分必要。因为孕妇每次怀孕胎儿的大小都不一样。即使骨盆大小正常，但是胎儿过大，胎儿与骨盆不相称也会造成难产；若胎儿过小，即使骨盆偏小些，也可能顺利分娩。

孕晚期应将产检进行到底

产前检查是随时发现问题，及时应对问题，以免出现不测的关键。如果在怀孕中出现异常情况，医生还会增加检查的次数，以确保母子平安。在孕晚期，孕妈妈更要重视产前检查。

临近预产期，产前检查事项主要包括：体重、血压、尿检、子宫底、腹围、胎儿心音、血液、超声波检查、内诊。产前检查若发现异常，则须进行高危险因素的筛检，做有效的预防和治疗。

因为胎儿从母体娩出，必须经过骨盆，即所谓的“骨产道”，孕妇分娩顺利与否和骨盆的大小、形态密切相关。产前检查可以了解孕妈妈骨盆的大小、形态，并估计胎儿大小和骨盆之间的比例。

骨盆的大小也会因为身体状况、营养状况、遗传因素及种族等的不同而存在差异，如骨盆各径线测量值正常时，骨盆形态多属正常，胎儿多数能够顺利分娩；反之，如果骨盆过于狭窄、太小不对称、有畸形等，即使测量数值正常，也会影响胎儿的通过，造成难产。

通过计算胎动，听胎心音，了解胎儿的生长发育情况，能及时有效地预防早产、妊娠高血压综合征及胎位异常等问题。同时，也可对孕妈妈如何进行自我检测，及时处理产前问题等进行指导。

小贴士

孕妈妈的产前检查尤其重要，不仅能够保证疾病的早发现、早治疗，而且为孕妈妈提供了很好的咨询及指导机会。同时，孕妈妈要积极防治妊娠高血压综合征、慢性高血压、慢性肾炎等常发疾病，增强孕妈妈的自我保健意识，以平和的心情、健康的身体迎接宝宝的到来。

孕晚期妊娠操

怀孕后有的妈妈会太过于保护身体而缺少运动，其实怀孕期间，孕妈妈也要坚持适当的运动，这样不仅能够增强体质，对分娩也会有好处。所以孕妈妈不妨做一做妊娠操。

妊娠操是一套可以锻炼腿部、腹部、腰部、骨盆处的肌肉的体操。做妊娠操的好处是可以增强孕妈妈腹部、背部及骨盆肌肉的张力，更好地支托逐月长大的子宫，以保护胎儿的成长，维护身体的平衡。

盘腿坐：坐在床上，盘好双腿。挺直背部，眼睛正视前方，两手放在膝盖上。每呼吸一次，双手把膝盖向下压至床面，反复进行。

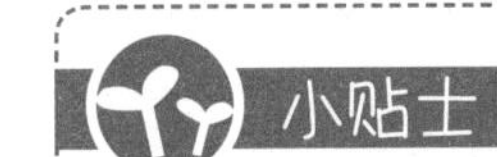

孕晚期做妊娠操要注意安全，动作要缓慢，每次运动时间以15分钟以内为宜。

扭动骨盆运动：仰卧躺在床上，两腿与床成45°，双膝并拢之后带动大小腿向左右画一个椭圆形摆动。注意双肩和脚板要紧贴床面，缓慢、有节奏地进行。之后将左腿伸直，右腿保持原状，右腿的膝盖慢慢向左侧倾倒。

墙面滑行：孕妈妈背靠墙站好，两脚分开，距离与肩同宽，慢慢靠墙下滑至处于坐姿。保持该坐姿数秒后再上滑至站立。这个动作可以反复进行10次。

大腿肌肉伸展运动：孕妈妈仰卧，一腿伸直，一腿稍屈，伸直的腿利用脚趾的收缩紧缩大腿、臂部和肛门的肌肉，然后放松。如此两腿交替练习10次。

脚部运动：孕妈妈坐在椅子上或床边，让双腿和地面呈垂直状，两腿并拢平放在地面上。脚尖使劲向上翘，呼吸一次后，恢复原状。之后把一条腿放在另一条腿上。上面腿、脚尖慢慢地上下活动，然后换另一侧腿进行。

孕晚期尿失禁怎么办

孕晚期随着子宫增大，孕妈妈的盆腔和腹腔压力也会增加，再加上膀胱会有一些角度的改变，所以有一些孕妈妈会出现尿频的情况，有的孕妈妈甚至咳嗽一下都会尿失禁。

好多孕妈妈觉得尿失禁让自己很尴尬，出现这种症状时孕妈妈不用太焦虑，在小细节上加以注意则可以减少或者避免产生这种窘态。

1.注意不要憋尿，及时小便。排尿时，尽可能多收缩几次下腹部，挤压膀胱排空尿液。

2.多休息，运动要适量，不要长期站立，这些可能都会增加腹压，增加膀胱的不适。

3.突然向下用力，比如咳嗽或打喷嚏时，尽量张大嘴巴，减少胸腔内气压，同时减少横膈膜压迫腹腔的机会。

4.保持大便通畅，便秘会增加腹压，造成尿失禁。

5.可使用卫生巾、卫生护垫或成人纸尿裤，防止尿液弄脏内衣裤。

做骨盆底肌肉收缩运动可以增强骨盆底的肌肉力量，从而减轻压力性尿失禁。孕妈妈最好在刚怀孕时，就开始盆底肌肉运动，产后也应该继续进行。

盆底肌体操非常简单，在许多场合都可以进行。盆底肌体操

小贴士

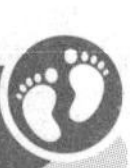

经常做盆底肌肉锻炼，对于女性有很多好处。孕妈妈在做之前要排空膀胱。如果必要的话，可以垫上护垫接住遗漏的尿液。

的做法：首先臀部肌肉用力，收缩肛门，坚持数到10后，由口缓缓吐气，放松。呼吸一下后，反复进行。10次为一组，1天最少做5组才会有效果。这5组可以分数次进行，不必一口气连续做下来。

怀孕晚期能过性生活吗

到怀孕晚期，随着子宫增大，腹部膨隆，孕妈妈体态发生了显著变化，此阶段胎儿生长迅速，子宫增大很明显，对任何外来刺激都非常敏感。

妊娠的最后4周胎儿已经成熟，孕妈妈的子宫已经下降，子宫颈口逐渐张开。如果这时过性生活，羊水感染的可能性更大，而且性生活可引起宫缩，发生胎膜炎、胎膜早破、早产及产后感染等危险，专家建议在孕晚期最好不要进行性生活。

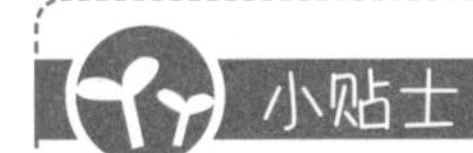

若一定要有性生活，必须节制，控制性生活的频率及时间，动作不宜粗暴。此时最好的性生活方式是丈夫从背后抱住孕妇的后侧位，这样不会压迫孕妈妈的腹部。

另外，到孕晚期，妈妈肚子里的胎儿发育得已经比较成熟，腹部高高隆起，动作灵活性受到很大的限制，在孕晚期妈妈心理压力很大，大多数孕妈妈易出现腰酸背痛，乏力等症状，加上害怕性生活会有损腹内胎儿，对性生活也失去兴趣，所以此时应该尽可能地停止性生活，避免发生意外。

对于丈夫来说，在这个阶段应该更加体谅妻子，为了不影响孕妇和胎儿的健康，做暂时的忍耐，可以温柔地拥抱和亲吻，最好不要有强烈刺激的行为。

第34周　了解一下分娩知识

哪种分娩方式好

分娩方式有两种：经阴道分娩和剖宫产分娩。阴道分娩中又包括自然分娩和仪器助产分娩。

健康的孕妇，如果骨盆大小正常、胎位正常、胎儿大小适中，孕妈妈如果没有各种不适宜分娩的并发症，没有医疗上剖宫产的手术指征，医生会鼓励孕妇自然分娩。

自然分娩时宝宝的肺、头部都要受到产道的挤压。胎宝宝在妈妈的肚子里是生活在羊水当中，在自然分娩的过程中，通过挤压，胎宝宝的肺里水分大部分都会被挤出，减少新生儿窒息，发生肺炎的概率降低。另外，在自然分娩的过程中也可以把妈妈体内的免疫抗体传给宝宝，出生后宝宝的抵抗力会增强一些。

小贴士

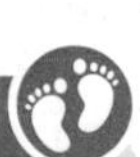

自然分娩的产妇可根据自己的需要来决定是否选择无痛分娩。分娩前要跟家人和医生做充分的沟通，听从医生建议，做好心理准备。

大量的临床实例证明，自然分娩要比剖宫产好处多，因此建议孕妈妈，在可以自然分娩的情况下要尽量避免剖宫产。

部分准妈妈不符合自然分娩的指征，如出现胎位不正、骨盆过小或者胎儿偏大的情况时可以按照医生的建议选择剖宫产。剖宫产尽管现在已是一种非常成熟的技术，但仍然像其他外科手术一样有一定的风险。所以，除非有医疗上的手术指征，医生不会建议孕妇去做剖宫产术。因为，剖宫产毕竟是一种外科干预，会产生一些手术并发症，如出血、器官损伤、麻醉意外、伤口愈合不良、剖宫产儿综合征、湿肺等。

对孕妈妈来说，选择最适合自己的分娩方式对宝宝和自身的健康都很重要。

自然分娩有多痛

放轻松——产痛并非不可忍受

从理论上讲，自然分娩的产痛应该是一种由于子宫肌肉收缩而带来的阵痛，但是每个人的体质不同，感受到的痛苦程度也不同，有很多产妇说产痛有点类似于大便时的那种感觉，也有很多产妇说几乎感觉不到痛，还有一些产妇认为那是一种紧绷痛……但几乎所有分娩后的女性都认为产痛只是一种巨大的不适，所以孕妈妈首先请放轻松，不要恐惧分娩痛。

两个有痛感的关键时期

羊水破出时的疼痛：羊水破出后，有的孕妈妈会觉得肚子发硬，疼痛。这时请保持镇定，按照孕期练习的呼吸方法有节奏地呼吸，保存体力，准备顺利分娩。

开5指时的疼痛：这时会有排便般的疼痛感觉。这时请听从医护人员指挥，积极配合，调整气息，有效用力，加快产程，完成分娩。

小贴士

其实，分娩只是一个生理过程，孕妈妈在临盆时，体内支配子宫的神经感觉纤维数目已很少了，一般不会产生强烈的痛觉。体力劳动者平时活动量大，分娩时比较顺利，痛感也相应减轻。脑力劳动者或平时活动少的孕妈妈，常常因极度紧张和恐惧而加剧疼痛。

阴道出血慎防胎盘早剥

胎盘早剥是指子宫内的胎儿还没有出生，胎盘则过早从子宫壁上剥离的现象。胎盘早剥面积不断加大，极易引发难以止住的大出血情况而危及产妇生命。此外，胎盘早剥还会阻断胎儿的氧气和营养供应，增加胎儿出现发育问题（如果胎盘剥离的面积很小，并且一直没有被发现的话）、早产或胎死宫内的风险。

病　因	
血管病变	并发妊娠期高血压疾病、肾脏疾病，尤其已有全身血管病变者居多。当底蜕膜螺旋小动脉痉挛或硬化，引起远端毛细血管缺血坏死以致破裂出血，血液流至底蜕膜层形成血肿，导致胎盘自子宫壁剥离
腹部直接受撞击	外伤、胎位异常行外倒转术矫正胎位、脐带过短或脐带绕颈、在分娩过程中胎先露部下降，均可能促使胎盘早剥
子宫静脉压突然升高	妊娠晚期或临产后，孕妈妈长时间仰卧位时，巨大的妊娠子宫压迫下腔静脉，回心血量减少，血压下降，而子宫静脉却瘀血，静脉压升高，导致蜕膜静脉床瘀血或破裂，造成部分或全部胎盘自子宫壁剥离
吸烟	吸烟使血管发生退行性病变而增加了毛细血管的脆性，并且尼古丁对血管收缩的影响以及血清中一氧化碳结合蛋白浓度升高均可导致血管痉挛缺血，从而诱发胎盘早剥
症　状	
轻型胎盘早剥	以外出血为主，主要症状为阴道流血，出血量较多，色暗红，可伴有轻度腹痛或无明显腹痛，贫血体征不显著。一般胎盘剥离面不超过胎盘的1/3，多见于分娩期
重型胎盘早剥	以内出血为主，主要症状为突然发生的持续性腹痛或/及腰酸、腰痛，其程度因剥离面大小及胎盘后积血多少而不同，积血越多疼痛越剧烈。严重时可恶心、呕吐，以致出冷汗、面色苍白，脉弱、血压下降等休克状态。以隐性出血为主，胎盘剥离面超过1/3，同时有较大的胎盘后血肿，多见于重度妊高征

续表

预防办法	
防治妊娠高血压综合征	妊娠中晚期容易发生妊娠高血压综合征。孕妇一旦出现高血压、水肿和蛋白尿症状，应积极去医院及早治疗
当心妊娠晚期的突然腹痛	在妊娠过程中特别是妊娠晚期，出现突发性腹痛和阴道流血应马上去医院。一旦确定胎盘早剥应迅速终止妊娠，争取在胎盘早剥6小时内结束分娩
防摔跤	孕期行走要小心，特别是上下阶梯时。不要去拥挤场合，避免坐公交车，也不要开车，以免摔倒或使腹部受到撞击和挤压
按时做产前检查	产前检查可及早发现异常。如果出现胎盘早剥，通过超声波检查和分娩监视装置就可早期发现，尽快采取相应对策

小贴士

有胎盘早剥征兆后，一切产前检查及日常护理均应轻柔，孕妈妈避免突然变换体位，尽量减少增加腹压的动作，一旦确诊，应立即按医生诊疗方案做好术前准备及新生儿抢救准备，尽快终止妊娠。

剖宫产后应注意哪些问题

剖宫产术由于伤口在腹部，术后恢复需要注意的事项也是比较多的。

剖宫产的孕妈妈在生产中消耗的体力没有自然分娩多，但是因为手术中的创伤以及麻醉药的作用，产后新妈妈会觉得很疲倦无力。成为新手妈妈，要照顾宝宝也会消耗大量的能量，所以在剖宫产后1～2周内要注意好好休息。月子里的孩子以睡眠为主。妈妈要趁此机会保证充足的睡眠，保持良好的作息时间，每天至少要休息9小时以上，这样对身体和伤口的恢复是比较有好处的。

剖宫产术后，麻醉还没有消退的6小时以内，最好要平卧。等到麻醉过后采用侧卧的方式，让身体和床保持30°，这个姿势可以缓解伤口的疼痛，还能减少对伤口的拉扯。

剖宫产后的恢复比自然分娩慢，因为剖宫产的伤口，新妈妈不能太早下床活动，但在床上稍微做点儿活动，可以促进肠胃蠕动，有助于排出恶露和排气。

术后一到两周时间内，新妈妈要以休息为主，之后可以根据自己的体力进行一些活动。如果休息得好，身体恢复得快，可以在床上做一些简单的运动，比如蹬腿、展臂、缩肛等对产后康复有很大帮助。

不要着急吃东西。剖宫产的体内器官恢复比较慢，肠胃功能变弱，要等排气后才可以吃东西。

剖宫产有伤口在腹部，是较容易被拉扯到的部位，新妈妈在术后要穿比较宽松的衣服，裤子也最好是不会碰到伤口的。这样才能保证伤口更好、更快地恢复。

要注意对伤口进行消毒，避免交叉感染。

注意避孕。剖宫产子宫恢复较慢，不适合怀孕，伤口还没有彻底痊愈前最好不要再次怀孕。

小贴士

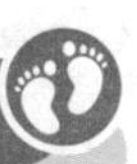

剖宫产后，新妈妈仍可以感觉到子宫收缩的疼痛，这是因为麻醉药物抑制不了子宫收缩时产生的痛感，所以新妈妈们不用过于在意。

剖宫产就相当于一次腹部的手术，新妈妈在剖宫产后要严格注意日常生活中的安全，避免腹部受到撞压导致瘢痕处裂开。坐车、走路时要避开拥挤的人群，睡觉时用仰卧或侧卧姿势。家务劳动要适当，性生活应有节制。

什么是导乐分娩

导乐分娩就是在分娩过程中，请一名有过生产经历、有丰富产科知识的专业人员陪伴孕妈妈的分娩全程，并及时提供心理、生理上的专业知识，这些专业人员被称为导乐。

导乐分娩的最大优点是通过非药物的作用，帮助孕妈妈在舒适、无痛苦、母婴安全的状态下顺利自然分娩，这种方法更适合没有分娩经验的初产妇。

导乐陪产属于自然分娩，导乐会向孕妈妈介绍生产过程，帮助孕妈妈在不同产程学习气息调节等分娩阶段的注意事项和要领。

> 小贴士
>
> **导乐助产可使顺转剖的剖宫产率下降，产程缩短，产钳助产率减少，同时母儿并发症率也明显减少。**

因为分娩一般可划分为三个阶段：待产期、分娩期、产后观察期，从孕妈妈住进医院待产开始，导乐就会陪伴在孕妈妈身边，向孕妈妈介绍分娩的生理特性，以消除恐惧心理的作用。同时导乐还会细心观察产妇出现的各种情况，以便及时通知医生进行处理。

导乐会回答孕妈妈和家属提出的关于分娩的问题，进入分娩期后，导乐会先向主产医生介绍孕妈妈的基本情况，帮助协同医生做好各项准备工作。

分娩的整个过程导乐都会在产妇身边，在宫缩间隙时要喂产妇喝水、进食，指导产妇保持体力，如何正确用力，会给孕妈妈擦汗，不断给孕妈妈以心理上的支持。

生完宝宝后，导乐还会陪同新妈妈一起回到病房，进行两小时的母婴健康观察，指导新妈妈及时和宝宝进行肌肤接触，建立母子感情。

导乐分娩方式能够树立孕妈妈的自信，更为重要的是，在导乐专业的指导下可以使整个产程缩短，让母婴更加健康、安全。

了解无痛分娩是怎么回事

人们常说的无痛分娩，是用各种医学措施使产痛减轻，甚至消失的方法。无痛分娩方式可以让产妇生产时不再承受剧痛的折磨。包括非药物性的精神性无痛分娩法和药物性无痛分娩法。

精神性无痛分娩法，主要是指医生或者助产士给孕妈妈及其家属讲解妊娠和分娩的有关知识，消除孕妈妈的恐惧及焦急心理，稳定其大脑皮质功能并减轻疼痛，从而促使强有力的宫缩产生。孕妈妈在待产和分娩时，如果有家属陪伴，孕妈妈会感到无限的安慰，从而增强对疼痛的耐受性。

药物性的无痛分娩是指硬膜外麻醉，在分娩过程中，将一根微细导管置入孕妈妈背部腰椎硬脊膜外侧，并注入微量止痛药物，使身体下半部的神经处于暂时无感觉状态，从而使疼痛得以缓解。

药物性的无痛分娩会使准妈妈们没有疼痛感，从而减少分娩时的恐惧以及产后的疲倦。让产妇在最需要休息、时间最长的第一产程得到休息，当宫颈口开全并需要用力时，孕妈妈因积攒了体力而更有力量。

药物性无痛分娩使用的药物剂量极低，只是剖宫产手术的1/20～1/10，药物进入母亲血液，通过胎盘的概率微乎其微，对胎儿不会产生不良影响。

小贴士

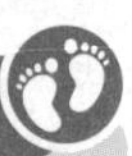

无痛分娩通常采用硬膜外麻醉，安全性很高。但无痛分娩有一定的副作用，部分人可能出现头痛、腰酸背痛、抽筋等不适症状，能否进行无痛分娩需要与医生沟通。

大多数的孕妈妈可以使用硬膜外麻醉，但有下列情况的不宜进行：产妇有出血性疾病，如血友病、胎盘早剥有大出血可能、脊柱畸形、腰背部穿刺部位皮肤存在感染、严重心肺疾病、原发性宫缩乏力等。

第35周　防止意外发生

妊娠晚期如何进行自我监护

在整个怀孕期间，特别是到孕晚期，孕妈妈除了要定期去医院进行产前检查以确保自己和胎儿的健康，还要在家中进行自我监护，以便尽早发现胎儿生长发育过程中的异常情况。

常做的家庭自我监护包括观察胎动、听胎心音，测量宫高、腹围和体重等。到孕晚期，孕妈妈们大腹便便行动不便时，家人或者准爸爸就应帮助孕妈妈进行监测。

要注意数胎动次数。到怀孕末期，胎头进入骨盆，胎儿位置相对固定，胎动减少。怀孕28周后，可在每天早、中、晚各计数胎动1小时，3次相加再乘以4，12小时胎动在30次以上为正常。12小时内胎动次数少于20次，可能会有异常，少于10次就是胎儿在宫内缺氧的危险信号。胎儿死亡往往发生于胎动停止后的12～18小时。所以，一旦发现胎动减少，孕妈妈应立即就医。

听胎心音。在怀孕晚期，在孕妈妈腹部、胎背处直接用耳朵就可以清楚地听到胎宝宝的胎心音。一般来说胎宝宝胎心跳动为120～160次／分钟，孕妈妈可以每天数1次或多次。每次数1～2分钟。如果胎心音超过160

次/分或低于100次/分，应及时到医院做检查。

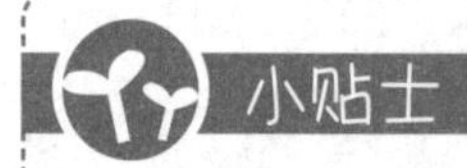

少数孕妈妈已接近预产期，还需乘坐车船到异地。由于车船的颠簸和劳累，常在途中造成意外分娩，所以孕妈妈临近预产期最好不要外出，并做好充分的分娩准备。

在孕晚期，孕妈妈还要注意自己是否有阴道出血、流液、腹痛、血压升高和浮肿。如有阴道出血、流液或腹痛，可能会有流产、早产或胎盘早剥的情况。如若出现血压升高和明显水肿，则有妊娠高血压综合征的可能。

双胞胎孕妈妈的临产征兆

一般情况下，单胎妊娠期通常都为40周。但是对于怀双胞胎的孕妈妈来说，妊娠期是不同的。因为通常双胞胎都是在孕36周出生的，也就是说，怀双胞胎的孕妈妈在孕36周时，妊娠期也就即将结束了。所以，如果双胞胎孕妈妈已经孕36周了，那就要做好随时都可能进医院的准备，因为宝宝们随时都有可能出生。

胎宝宝位于骨盆位置，准备好出生

胎宝宝们在这最后的几周里通常都不会再成长更多了，因为子宫里已经没有更多的空间可供移动了。胎宝宝们已经让自己处在骨盆的位置，准备好和孕妈妈见面了。所以孕妈妈的身体症状会非常敏感，关节部位发生肿胀，甚至能感到腹腔内器官有严重的挤压感，骨盆扩张明显。

出现假宫缩、便意频繁

假宫缩症状出现，并且剧烈。由于现在孕妈妈的肚子里装着两个待出生的宝宝，所以必然非常巨大。孕妈妈的小便也会变得更加频繁，而且会很着急。直到分娩之前，孕妈妈都很难好好休息。

其他的身体症状

与普通孕妈妈相比，双胞胎孕妈妈可能会经历更严重的背部疼痛、便秘、呼吸困难、心率增加、食欲变化、性欲变化问题，可能有疲劳和腿部痉挛的现象。

小贴士

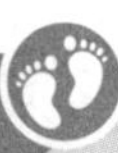

双胞胎在孕晚期会给孕妈妈造成更多的压力，所以医生可能就会建议早些让宝宝出生。因此，孕晚期的双胞胎孕妈妈要密切关注自己和胎宝宝们的变化，出现异常状况要随时联系医生。

妊娠晚期为什么要用胎心监护仪

在孕晚期监护用胎心监护仪，胎心监护的好处是可以了解胎宝宝在宫内的状况，在没有宫缩的情况下用探头放在孕妈妈腹部，观察胎宝宝有没有胎动，胎宝宝心率的情况是否正常。胎心监护可以直接反映胎宝宝在宫内的生存状态，对刺激后产生的反应是否正常。

在孕晚期由于胎宝宝的生长发育，孕妈妈身体各系统出现一系列相应的变化。如果这时候患病，不能适应妊娠的改变，那么孕妈妈和胎宝宝都可能出现病理情况。

现在胎心监护仪应用已经很普遍。通过胎心监护仪对孕妈妈及胎宝宝进行产前检查，能够及早发现并治疗并发症，及时纠正异常胎位和发现胎宝宝发育异常，对胎宝宝及其成熟度进行监护，结合孕妇及胎宝宝具体情况，确定分娩方式。

在胎心监护时，胎心异常多数情况下是代表胎宝宝在宫内有缺氧，胎心异常的程度越严重，常意味着胎宝宝缺氧也越重，但并不是所有的胎心异常都是缺氧引起。

在妊娠超过40周后，由于胎宝宝的神经系统的发育问题，胎心有时也可低于120次/分，所以在监测到胎宝宝有胎心异常时，需仔细地分析情况，如确实有胎宝宝缺氧存在，应及早分娩。另外要注意的是，孕妈妈的身体情况也影响胎心的变化，如孕妈妈发烧，胎宝宝的胎心常常会超过160次/分。

小贴士

胎动减少是胎宝宝在宫内窘迫的重要标志，胎动过频往往是胎动消失的前驱表现。胎动消失后，胎心在24小时内也会消失，每天监测胎动可预知胎宝宝安危。

什么是胎盘早剥

孕妈妈在分娩前期，正常位置的胎盘在胎宝宝娩出前部分或全部从子宫壁剥离，称为胎盘早剥。

胎盘早剥的现象多发生在经产妇身上，胎盘早剥往往发病急、进展快，对母儿有生命威胁，约有50%的患者发生于临产之前，是妊娠晚期的一种严重并发症。

胎盘早期剥离，如果剥离面不太大，胎宝宝仍可存活，但如果剥离面超过了1/2，胎宝宝很可能会因为严重的缺氧而窒息死亡。

同时，子宫受胎盘剥离面血液的浸润，在产后会发生收缩乏力而出现产后出血。如果并发了凝血障碍，出血不容易被控制住，孕妈妈可能会发生致命的大出血情况。

小贴士

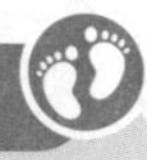

及时发现并治疗妊娠高血压综合征，避免外伤和胎膜早破等情况发生，可预防胎盘早期剥离。

在妊娠晚期，如果腹部遭受撞击或摔倒、粗暴的性交、经常处于仰卧位、饮食中缺乏叶酸、胎位异常进行外倒转术矫正胎位、胎宝宝脐带太短或绕颈造成脐带过短，以及子宫内的压力骤然下降，引起过多的羊水在破膜时一下子大量流出，都会使胎盘从子宫壁上提早剥离。

孕晚期阴道出血的主要原因

怀孕晚期阴道流血主要有几种原因。

1.阴道静脉曲张破裂：到妊娠晚期，因为胎宝宝增大使得孕妈妈盆腔内静脉受压，阴道静脉回流受阻，过度曲张而引起破裂出血。

2.宫颈糜烂：妊娠晚期，孕妈妈免疫力相对较低，细菌入侵引起感染导致宫颈糜烂时，阴道常有少量出血。

3.宫颈癌：宫颈癌合并妊娠并发症较少见，但妊娠末期出现持续性阴道流血不可忽视，应做必要的检查。

4.前置胎盘：这种出血多为无痛性，有时将其形象地描述为“一觉醒来，发现自己躺在血泊之中”。

5.胎盘早剥：这种情况是胎宝宝还未娩出，胎盘先从子宫壁上分离，称为胎盘早剥。妊娠高血压综合征、腹部受到撞击等情况都会出现这种症状。胎盘早剥出血多伴随有明显的腹痛，甚至出现休克。

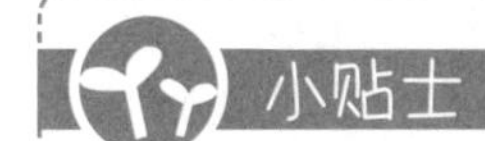

阴道出血除了到医院检查之外，还要在生活中加以注意。多卧床休息，禁忌性生活，巧克力、辣椒和桂圆等食物食性较热，又带有刺激性，都会加重出血症状。

6.早产：这种症状的临床表现与足月临产相似，出现不规律性宫缩、阴道流血等。

怀孕晚期阴道出血，最常见的原因为前置胎盘和胎盘早期剥离。所以，马上就要生产的孕妈妈要对自己的身体状况多加注意。

胃灼热怎么办

人体的食管末端有一个瓣膜，叫食管底部括约肌。正常情况下，食物进入胃后它就会关闭起来，当瓣膜软弱无力关闭不全时，就会导致胃酸反流，引起食道灼热，发生胃灼热现象。妊娠期女性分泌的激素可松弛平滑肌，包括这个瓣膜，所以孕妈妈常常会有胃灼热现象。

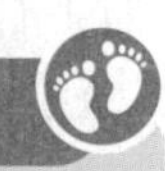

小贴士

不妨在家中或者办公室放一些零食，随时吃点儿东西，可以每2～3小时进一次餐，这样能让胃一直蠕动着，不至于产生胃灼热或者其他不适感。

胃灼热是胸腔及上腹中央发生的一种烧灼痛，有时还会伴以口腔异味等现象，几乎有一半的孕妇都会发生胃灼热情况，而且随着扩大的子宫在妊娠晚期压迫到胃部，使得这种情况更加恶化。胃灼热是一种无害的状况，会在分娩后消失。出现胃灼热症状时，可以适当调节。

1.白天应尽量少食多餐，使胃部不要过度膨胀，即可减少胃酸的逆流。

2.饭后0.5~1小时内不要躺下。

3.睡觉时，尽量以枕头将头部垫高15厘米，以防止发生胃酸反流。

4.孕妈妈体重若过重，应注意控制自身体重的增加，不吃高度糖食物或饮料。

5.少吃或不吃油炸、油腻食物，酸性食物或醋会使胃灼热加剧，尽量不要吃。

6.茶、咖啡会使食道括约肌松弛，加剧胃酸的回流。

7.不吃过冷或过热的食物、辛辣食物，这些都会对胃产生刺激。

8.多吃富含 β- 胡萝卜素和维生素C的蔬菜水果，如胡萝卜、甘蓝、红椒、青椒、猕猴桃等都是不错的选择。

第36周 真正的“大肚婆”

孕晚期饮食注意事项

当怀孕满9个月时，已经到了我们通常所说的孕晚期了。在这个时期孕妈妈们除了要注意是否会有早产的迹象，在饮食上更加要小心注意，保证自己的营养补充。

增加优质蛋白质的摄入。孕晚期可以多吃含有丰富胶原蛋白的食品。多吃猪蹄等食物有助于增加皮肤的弹性。

多吃核桃、芝麻和花生等含不饱和脂肪酸丰富的食物，以及鸡肉、鱼肉等易于消化吸收且含丰富蛋白质的食物。

多吃鲫鱼、鲤鱼、萝卜和冬瓜等食物，有助于缓解水肿症状。

多吃含有丰富的维生素和矿物质的蔬菜水果。除此还可以经常吃一些富含碘的食物，如海带和鱿鱼等。

在孕晚期，要忌吃寒凉，对子宫有刺激作用的食物。人参、鹿茸、阿胶、燕窝这类营养过于

小贴士

孕晚期因为胎宝宝一天天长大，会从母体内“掠夺”铁元素而易引起孕妈妈贫血，不仅影响孕妈妈自身的健康，更重要的是使胎宝宝的生长发育受到影响，因此孕晚期要多吃补血食品。

丰富的大补食物，并不适合此时食用。腌制食物包括榨菜、腊肉、腊肠、咸鱼、酸菜、豆腐乳等，也是孕妈妈不能吃的食物。

孕晚期还要注意临产前饮食。临产前食补相当重要，由于分娩是一次重体力劳动，在此期间孕妈妈必须有足够的能量供给，才能有良好的子宫收缩力，宫颈口开全后，才能将胎宝宝娩出。

孕期体重增加多少才算合理

怀孕后，随着胎宝宝长大，羊水增多，胎盘增大，子宫增大，乳房增重、血液及组织液增多、母体脂肪增加等原因都会让孕妈妈体重增加。孕期妈妈体重过轻、过重都不利于母婴健康。

孕妈妈体重过轻容易生出低体重新生儿，这样的新生儿皮下脂肪少，保温能力差，呼吸机能和代谢机能都比较弱，特别容易感染疾病。这种新生儿死亡率比体重正常的新生儿要高得多。

孕妈妈在孕期前三个月的体重，最好保持不增重的状态。如果有增重，尽可能控制在1.5千克左右。

怀孕最后三个月增重要保持在每周增加一斤的状态。一般来说，整个孕期，孕妈妈增重10千克～15千克，算是正常范围。

过度增重会导致孕妈妈出现血压高，可发展为妊娠高血压综合征。如果孕妈妈的体重增加超过了正常标准，身体承受的负担会更重。

孕期体重控制不当也可能会引起妊娠糖尿病。在分娩之

小贴士 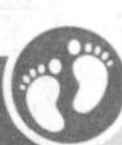

怀孕期间不要因为想要给胎宝宝更充足的营养大吃大补。孕妈妈如果摄入多余的热量消耗不了只会转化成脂肪，容易发胖。

后，孕妈妈也可能会持续变成糖尿病患者，或者给孩子带来终身的糖尿病隐患。

随时做好入院准备

到了孕晚期，距离胎宝宝的出生日子越来越近了。孕妈妈们的心情也越来越紧张，这时应尽量放平心态，随时做好入院的准备。孕妈妈要有信心，只有做好了充足的待产准备，才能在分娩过程中不会手忙脚乱。

孕妈妈在临产前的准备工作一定要有条不紊，要想得非常周到、细致，包括许多细节也要考虑周到。

做好精神上的准备。对分娩要有正确的认识，以愉快的心情迎接婴儿的降临；重视并积极接受产前教育和分娩知识，学习、掌握分娩时的呼吸动作要领；正确认识先兆临产和临产表现，并熟悉处理办法，这样可以避免分娩时的紧张和惊慌，有利于胎宝宝顺利娩出。

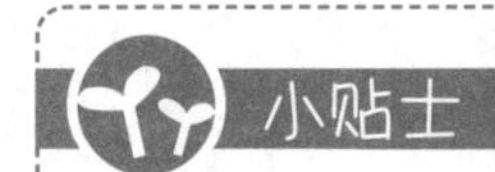

分娩前的各项准备工作很重要，要做得好，做得充分，这样孕妇就可以免除后顾之忧了。

做好物品上的准备。在妊娠的最后阶段，应把入院分娩所需要的物品整理好，并放置于一处，以备用时迅速拿取。

耐心观察产前征兆。宫缩一开始往往不规则，当它发生得越来越规则时，就离分娩不远了。宫缩一旦频繁剧烈有规律，大约每5分钟发作一阵，并感到疼痛或腰酸，就意味着分娩马上要开始了，应马上到医院待产。

另外要注意的是，因为随时可能要入院，所以孕妈妈和家人要准备好充足的水、巧克力等，可以随时用来给孕妈妈补充能量。

何时为足月儿

正常足月新生儿是指胎龄满37～42周（260～293天）出生，体重2500克以上，身长47厘米以上，无任何畸形和疾病的活产新生儿。

外观特点	正常足月儿体重在2500克以上，身长47厘米，哭声响亮，肌肉有一定张力，四肢屈曲，皮肤红润，胎毛少，耳壳软骨发育良好，乳晕清楚，乳头突起，整个足底有较深的足纹，男婴睾丸下降，女婴大阴唇覆盖小阴唇
呼吸系统	胎儿在宫内不需要肺的呼吸，但有微弱的呼吸运动。分娩后新生儿在第1次吸气后紧接着啼哭，肺泡张开。其呼吸较浅快，频率为40次／分左右。常以腹式呼吸为主
循环系统	胎儿出生后血液循环发生巨大变化：心率波动较大，100～150次/分，平均120～140次／分，血压平均为70／50毫米汞柱
消化系统	足月儿消化道面积相对较大，有利于吸收。而胃呈水平位，幽门括约肌发育较好；除胰淀粉酶不足外，其余消化酶均已满足生理需要。胎粪呈墨绿色，出生后12 小时内开始排泄， 3～4天内排完，若超过24小时还未见胎粪排出，应检查是否为肛门闭锁
血液系统	足月儿出生时血液中红细胞数和血红蛋白量较高，足月儿刚出生时白细胞数较高，第3天开始下降。足月儿血容量为50～100毫升/千克
泌尿系统	足月儿一般生后第 1天排尿，如生后48小时无尿，需要检查原因
神经系统	脑相对较大，重300克～400克，占体重10%～20%（成人仅2%）。视觉、听觉、味觉、触觉、温觉发育良好，出生时已具有原始的神经反射，如觅食反射、吸吮反射、握持反射、拥抱反射和交叉伸腿反射

小贴士

新生儿不易患一些传染病是由于通过胎盘从母体中获得免疫球蛋白IgG，而免疫球蛋白IgA尤其是分泌型IgA、IgM，不能通过胎盘传给新生儿，因此新生儿易患呼吸道和消化道的感染性疾病。

准爸爸也要做好“产前准备”

随着孕程的进展，准爸爸们离看到宝宝的日子越来越近了，满心欢喜之余有没有做好迎接宝宝的准备呢？要知道，越到孕后期，准爸爸的角色可是越来越重要了呢。可不要只顾着高兴，手忙脚乱，还是来一起了解下准爸爸们的“产前准备”吧。

准备待产物品

为迎接新宝宝，家庭一定添置了很多宝宝生活必需品，怀胎十月，分娩一朝，这些日用品可能随时要用呢，准爸爸一定要帮孕妈妈检查好待产包内物品是否充足。

分娩会损耗产妇大量体力，无论是产前还是产程中、产后，接下来的一个月，孕妈妈的“助产食物”可是必备的，准爸爸需要做好后勤工作，准备可以迅速转化为能量的助产食物，像巧克力、牛奶、鸡蛋等，帮助孕妈妈补充体力，顺利分娩。

准备好照顾新宝宝

产妇生完宝宝，身体十分虚弱，也需要他人照顾，因此，准爸爸学习一些照看宝宝的知识，十分必要。例如如何抱宝宝；如何给宝宝冲奶粉，新生宝宝每次需要的奶粉量，及冲奶要求的水温；如何给宝宝喂奶粉；如何给宝宝拍嗝 ；如何给宝宝换尿布、洗澡等简单知识。

小贴士 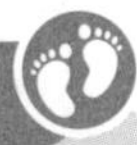

新爸爸要帮助新妈妈顺利地度过产后这一特殊时期：一方面，爸爸要尽力多做一些家务；另一方面，新爸爸要把更多的关心送给新妈妈。

克服临产前焦虑综合征

产前焦虑不利于母婴健康

孕妈妈的心理状态会直接影响到分娩过程和胎儿状况，据调查，严重焦虑的孕妇肾上腺素分泌增加，导致代谢性酸中毒，引起胎儿宫内缺氧，并会因得不到充分的休息和营养导致自主神经紊乱，易发生恶性妊娠呕吐，甚至分娩时宫缩无力，造成滞产、早产。科学数据表明，产前严重焦虑的孕妈妈剖宫产概率比正常孕妇高一倍，且产后易发生围产期并发症。

克服产前焦虑三法宝

◆ 放松思想，以乐观态度迎接宝宝

现在的医疗技术能最大限度地保证母子的安全。孕妈妈应该多了解一些这方面的知识，增加对自身的认识，增强生育健康宝宝的信心。

◆ 以自信态度面对自己

多照些有意义的照片留作纪念。妊娠晚期大部分孕妈妈觉得自己面部晦暗、身体水肿，所以心情低落。其实这段时间是上天赐予女人的另一种美丽。孕妈妈完全可以自信、开朗地面对自己的形体变化。

◆ 开阔眼界，感受生活美好

孕晚期不要因为自己行动不便而闭门在家，整日躺在床上的孕妈妈难免会杞人忧天，产生不必要的担忧。可以每天外出散步、适当运动，感受自然风景的美丽，人际关系的和谐，这样就会在美好生活中克服焦虑感。

小贴士

在孕妈妈焦虑严重期，家人应给予重视和关心，不要单独留孕妈妈一人在家。

不要把注意力集中到对未来生活的担忧上。每天早晚可以出去散散步，呼吸一下新鲜空气，感受一下生活的真实和忙碌，给自己的未来规划一个努力的目标，这也是放松紧张情绪的有效方法。

美食帮你抗水肿

临床研究发现，差不多有2/3的孕妈妈到接近分娩的时候都会有轻重不一的水肿。经过躺下休息或者一夜的睡眠，第二天早上，症状就会有所减轻或全部消失，这是正常的生理性水肿。

怀孕期间，母体不断增大的子宫压迫下腔静脉，使盆腔及下肢血管内的血液淤积，血流不畅，压力增加，水分在压力作用下渗透到细胞间液形成水肿。

加上怀孕后，激素分泌量增加，使孕妈妈体内能够积累更多的钠盐，以至于吸收更多的水分滞留在身体里导致浮肿。尤其是双手、脚踝、小腿等部位的液体停滞增加，血液回流受阻，水肿的症状会很严重。

孕妈妈出现水肿时，饮食应以清淡的食物为主，可以少食多餐，多增加副食品，注意控制含盐分高、动物性脂肪含量高及水分含量高的食物，如冬瓜、红豆、扁豆、墨鱼、鲤鱼、玉米、西瓜等食物具有消肿的效果。

红豆含的钾元素相当丰富，有很好的利水消肿的功效。红豆也有缓解疲惫的功效，尤其是孕期需要铁质，如果体内缺铁，会常常感到疲惫，可以适量喝点儿加糖的热红豆汤来缓解。

冬瓜含钠量很低，有利水消肿的功效，是孕期浮肿的理想食疗蔬菜。可用冬瓜海米做成汤食用。

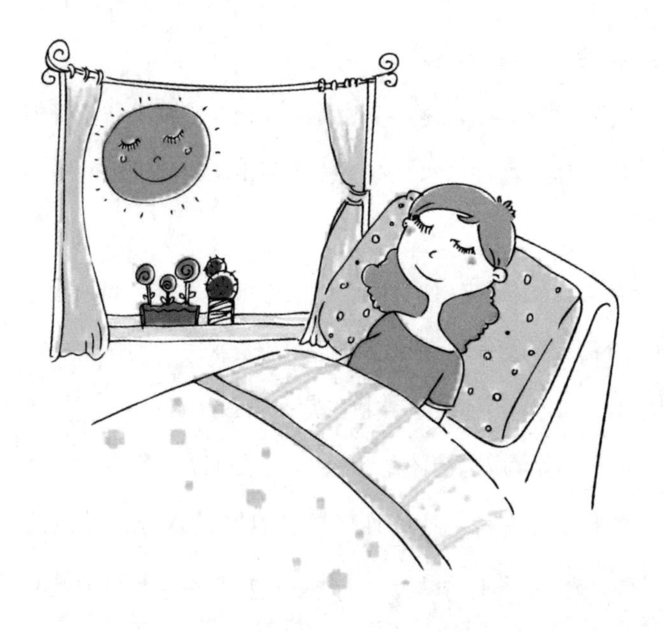

PART 10

孕10月（37～40周）

胎宝宝已经做好出生的准备

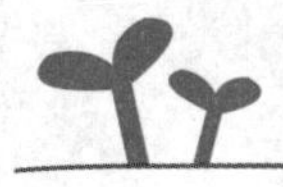

胎宝宝的发育情况

孕10月，胎宝宝体重在3千克左右，身长在51厘米左右，胎宝宝的头发已经长得很长了，有1厘米~3厘米，这个时候，胎宝宝身上原先覆盖的一层细细的绒毛和白色的胎脂开始脱落，皮肤开始变得光滑。

孕妈妈的身体变化

孕10月，孕妈妈常常感到腰痛、脊背痛，有时甚至肋间也痛，当孕妈妈感到子宫收缩时，将手放在肚子上，会感到肚子发硬，心情也会出现烦躁、焦急。

第37周　轻松面对生产

临产前怎样科学安排饮食

生宝宝相当于一次重体力劳动，孕妈妈必须有足够的能量供给，才能有体力把宝宝生出来。为了保证分娩的时候有力气，孕妈妈在产前需要科学合理地安排饮食，保证能量供给。

临产前，妈妈适宜吃一些营养含量高，脂肪和热能含量低的食物。这类食品对身体有益，能够让妈妈储蓄精力，也为腹中宝宝的营养贮备提供来源。

这个时候，孕妈妈的饮食应该这样安排：以富含糖分、蛋白质、维生素、易消化类食物为好。根据平日的个人喜好，可选择一些喜欢的食物，每天进餐4～5次为佳。

主食有了，也不能忽视身体需要的水分。孕妈妈们可以多吃水果，多喝白开水来补充身体所需要的水分。

由于临产前孕妈妈身体不适，情绪紧张，容易没有胃口，一定要记住既不能过于饥渴，也不能暴饮暴食。

另外，临产前进补应该遵循以下原则：

少吃多餐

原因是产妇在临产前胃肠道分泌消化液的能力降低，以自身习惯少吃多餐是最合理的方式。

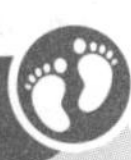

小贴士

临产前，孕妈妈因为宫缩的干扰再加上睡眠的不足，胃肠道分泌消化液的能力降低。这个时候，最好不吃油炸或肥肉类油性大、不容易消化的食物。

若此时已经宫缩频繁，那应该在宫缩间隙，抓紧时间少量进食补充营养。

进补营养多样化

孕妈妈的进补不能过度，因贪吃而加重肠胃的负担就不好了，保证营养均衡和多样化就好，热量低的食物尽量不吃。

补充维生素C降低分娩危险

维生素C对于分娩大有好处，孕妈妈加强维生素C的吸收有助于预防羊膜早破。

过期妊娠对胎儿有何影响

俗话说“瓜熟蒂落”，孕妈妈的预产期到了，这就是说胎儿已经成熟，需要来到人间。有人认为胎儿在孕妈妈肚子里多待一段时间，可以长得更好，发育得更成熟一些，对胎儿有好处，其实并不是这样的。

平时月经规律的女性，怀孕时间超过42周而未分娩，在医学称为“过期妊娠”。过期妊娠会导致胎儿的患病率、死亡率增加，所以孕妈妈一定要提高警惕。

过期妊娠对胎儿的不良影响有以下几点：

羊水减少

过期妊娠后脐带异常发生率增高，胎粪的浓度增加，高浓度胎粪会导致新生儿发生“吸入性肺炎”。

胎盘老化

过期妊娠导致胎盘功能减退，供血供氧发生障碍会造成供给胎儿的氧和营养减少，临产子宫收缩时，胎儿容易窘迫，甚至胎死宫内。

巨大儿

过期妊娠时胎儿会继续生长，加上胎儿的头骨变硬，胎头不易塑形，不容易通过母体狭窄、曲折的产道造成难产，损伤母体产道软组织及造成胎儿锁骨骨折。

易患胎儿过熟综合征

过期妊娠的胎儿皮肤皱缩，呈黄绿色，头发指甲很长，毛发多、胎脂消失，健康状况差，跟正常分娩相比，有较高的患病率和死亡率。

所以说，孕妈妈们要注意腹中胎儿情况，妊娠超过42周仍无分娩征兆，要及时就医。

小贴士

防止过期妊娠，需要根据孕前半年记录的月经周期，准确地推算出预产期；另外要在停经后一周内及时到医院进行检查，并做好定期产前检查，孕37周后，每周至少做一次产前检查。

影响分娩的因素

怀胎十月，一朝分娩，能否顺利分娩是每位孕妈妈和其家人都非常关心的事情。那么，都有哪些因素会影响到分娩呢？医学专家告诉我们，影响分娩有四大因素，分别是产力、产道、胎儿及孕妈妈的精神心理因素。

产力：把胎儿娩出来的力量

人的身体非常奇妙，产力有节率性、对称性、极性和缩复作用。这些特点是非常科学的，让子宫下段、子宫颈口和阴道慢慢地、被动地扩张开大，让宝宝平安娩出，不会造成胎儿的损害。

产道：胎儿从阴道娩出的通道

医学上所说的产道包括骨通道和软产道。软产道是由子宫下段、子宫颈、阴道及盆底软组织构成的弯曲管道。

软产道通常是紧闭的，分娩时，在强有力的宫缩以及胎头下降的双重挤压作用下，软产道被动地慢慢地扩张，直径达到10厘米时宝宝就可以顺利通过了。

通常我们所说的产道，是说的骨产道，通俗地讲也就是骨盆。它是一个仅8厘米～9厘米深，形态不规则的椭圆形弯曲管道。宝宝要想顺利通过这样狭小的通道可不是容易的事情。如果让宝宝在孕妈妈肚子里贪吃贪睡，长成一个小胖子，宝宝可能就会在通过产道时无法顺利通过，而被拦住。

胎儿条件

胎宝宝的大小、胎宝宝躺在孕妈妈子宫里的位置，都是能否顺利生产的重要因素。巨大儿在分娩时会产生困难，将来还会导致宝宝成为肥胖儿。

孕妈妈的精神心理因素

随着腹中胎宝宝的渐渐长大，孕妈妈们的担心也一天天加重。孕妈妈要有良好的心态，认识到自然分娩对宝宝将来生长发育的好处，生产虽然辛苦，但是绝大多数的妈妈都是可以平安度过分娩期的。

所以从怀孕起，妈妈要多了解生育知识，对分娩过程，生产时的疼痛，都要有充分的心理准备。学会分娩时用力的常识，如果发现自己对生孩子有心理阴影，需要及时疏导。

小贴士

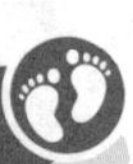

想要顺利生个健康宝宝，孕妈妈要做好产前检查，要听从医生的建议，选择适合自己状况的分娩方式。

孕妈妈停止工作的最佳时间

有许多孕妈妈在分娩的前几天，甚至几小时前仍然在工作。其实，孕妈妈在生产前就应该适时停止工作。正常孕妈妈什么时候停止工作适宜呢？

因为现代社会中职业的不同，工作量也不同。在孕期停下手中的工作，全身心地孕育胎儿的最佳时间，要根据每个人的具体情况来定。

像是长期坐在办公室工作，或者是工作环境相对安静、清洁，危险性小的妈妈，身体状况良好，那么在预产期的前一周或两周时，踏踏实实地回到家中，静静地等待宝宝的诞生是完全可以的。

如果孕妈妈工作时，需要长期使用电脑或辐射性大的办公设备，或者在工厂的操作间工作，有嘈杂的噪声，环境空气质量差等，在这种条件下工作的孕妈妈，建议尽量能够在怀孕期间调动工作或选择暂时离开工作岗位，在家中休息。

另外，工作如果是需要长时间站立，长时间走路的，比如是饭店服务人员、销售人员等，那么，给孕妈妈们的建议就是，最好要在预产期的前两周半左右停止工作，在家待产。还有就是如果孕妈妈的工作量很大，那最好提前一个月开始休产假，这样对孕妈妈和胎宝宝都是比较安全的。

小贴士

怀孕期间依然在坚持工作的妈妈们，随时可能会出现身体不适、恶心呕吐、乏力等症状，所以最好提前把工位调到离洗手间近一些的位置，另外在办公室里准备好毛巾，呕吐袋等物品。

准爸爸应该一起学习分娩知识

生孩子绝不是女人一个人的事情，孕妈妈就要生宝宝了，在这个关键时刻，作为孩子的父亲——准爸爸可不能含糊。

在孕妈妈为生产做准备的时候，准爸爸可以跟孕妈妈一起来准备、学习，这样等到孕妈妈生产时才能胸有成竹。

提前了解相关知识，平时多与妻子所在医院的医生交流、沟通，会帮助准爸爸做到心中有数，临产不慌乱。平时，准爸爸可以多看看分娩生产知识，以备到时之需。

孕妈妈上产前辅导班时，可与准爸爸一起来参加。在课堂上跟着老师学一学分娩知识，更全面地了解生产知识。如果因为时间原因没有办法陪孕妈妈上课，准爸爸可以在网上、书上了解很多相关的知识。

在妻子面临分娩时，准爸爸的情绪一定会影响到妻子的情绪。作为孕妈妈的精神支柱，准爸爸一定要学会放松自己，这样可以给予妻子最大的安慰和支持。

在产前，多数孕妈妈们都会比较紧张。分娩的整个过程是一个比较漫长的阶段，这个时候准爸爸一定要镇定，把正确、实用的生育知识告诉妻子。有准爸爸的陪伴孕妈妈度过这个难熬的时刻，精神上的安慰也是一种力量。

分娩是怀孕的最后一程，也是最辛苦的一站，准爸爸参与其中能够深切感受到孕妈妈为了宝宝和家庭所作出的伟大贡献。

小贴士

作为精神上的支持者，准爸爸一定要经常给予妻子积极的心理暗示，来面对这个自然的生理过程。在生产过程中的每个产程阶段，准爸爸只要用对方法，都可以有效地协助孕妈妈舒缓疼痛，并给予重要的心理支持。

第38周　开始产前准备

临产前应做好哪些准备工作

孕妈妈在妊娠37周后，孕妇随时可能临产，所以孕妈妈们要提前做好各种准备。特别是分娩时需要用到的物品，都要陆续准备好，并把这些东西放好，以免临时手忙脚乱。

精神准备

就要当妈妈了，这个时候一定要有信心，在精神上要放松，放松，再放松，用愉快的心情来迎接宝宝的诞生。事实证明，精神准备越充分的孕妈妈，生宝宝时难产的发生率越低。

身体准备

睡眠休息：分娩时体力消耗较大，好好睡觉是恢复体力很不错的方法，孕妈妈睡眠一定要充足，不熬夜，坚持午睡对分娩也有利。

生活安排：接近预产期的孕妈妈应尽量不外出和旅行，也不要整天躺着，做一些适当的运动还是有好处的。

性生活：在这点上一定要注意，临产前绝对严禁性生活，免得引起胎膜早破和感染。

清洁：产后是不能马上洗澡的，所以孕妈妈在住院前要洗澡，做好身体的清洁。

家属照顾：为了避免发生意外，临产期间一定要有家人陪伴。

物质准备

证件：母子健康手册、银行卡、医保卡。另外不要忘记带上夫妻双方的身份证，在办理住院手续、宝宝出生证明、费用报销时都需要用到身份证。

婴儿的用品：内衣、外套、包布、尿布、小毛巾、围嘴、垫被、小被子等。

产妇住院用品：面盆、脚盆、牙膏、牙刷、大小毛巾、卫生巾、一次性垫单、哺乳内衣、内裤等。

小贴士

孕妈妈们可以在预产期前一个月的时候着手准备新生儿的衣物。宝宝的东西不用准备太多，像宝宝刚刚出生后要穿的衣服，够换洗就可以了。提前准备好的衣物要用清水洗净或者使用婴儿洗衣液洗干净，洗好之后在太阳下完全晒干，折叠好。

分娩前应做好心理准备

很多孕妈妈在产前都对分娩充满了恐惧。孕妈妈一定要明确认识到，孩子的到来，是家庭里新添加了一个小生命，会给全家带来一份欢喜之心，是希望、快乐和幸福的象征。心里要做好母亲角色的转换。

生过宝宝的妈妈们都知道，说生孩子不痛肯定是骗人的。在分娩前做好准备，可以让孕妈妈在分娩时少受很多罪，顺利应对分娩时的痛苦。

除了物质准备之外，精神准备得越充足，对分娩越有好处。心理上的准备也是孕妈妈和家人都不能忽视的大问题，将要面临分娩的时候谁都会紧张，如果情绪的疏导没有做好会对分娩造成影响。现在有很多孕妈妈在生产之后患上抑郁症，所以说在心理上做好分娩的准备是非常重要的。

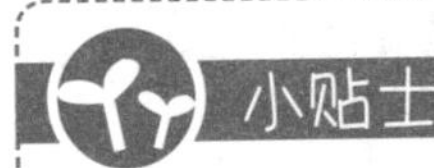

临产前，从阵痛开始到真正分娩会有很长一段时间，所以孕妈妈不必紧张，趁阵痛的间歇把宝宝和自己的用品再整理检查一下，分清哪些要带去住院、哪些留着回家时用，适当转移注意力可以缓解心理压力。

临产前，孕妈妈要努力让自己的思想放松、精神保持愉悦。这就要求提前做好知识储备，尽可能了解和掌握分娩的生理过程。有疑问的地方，要跟医务人员请教，多和准爸爸进行交流。相信在医生帮助下，自己一定能够顺利生下健康可爱的宝宝！

准爸爸要多关心爱护孕妈妈，给予孕妈妈积极的心理暗示。家人、朋友也要起到好的作用，给予孕妈妈支持与鼓励！孕妈妈对分娩越不害怕，顺产概率越高！

整理好待产用品

证件类	如预约卡、准生证原件，身份证、户口本复印件、孕管册、生育保险证、公费医疗证
贵重物品类	现金，银行卡、手机、相机、摄像机以及所有电子产品所需要的电池和充电器
衣物类	棉布睡衣、哺乳衫、软底鞋、胸罩、腹带、棉袜、纯棉内裤
饮食类	牛奶、巧克力、面条、面汤、红糖水、稀饭、汤
清洁用品类	脸盆、卫生巾、卫生纸、软毛牙刷或漱口水、洗脸毛巾、牙膏、刷牙杯、梳子
婴儿用品类	浴巾、奶瓶、奶瓶刷、奶瓶专用清洁剂、纸尿裤、婴儿湿巾、和尚服、围嘴或口水巾、保暖包被

孕妈妈应该仔细挑选待产物品，以免携带不全。

产妇要树立自然分娩的信心

自然分娩是很多孕妈妈的愿望，但也有很多孕妈妈会因为害怕自然分娩的疼痛，所以想选择剖宫产。自然分娩是人类繁衍后代的一个正常生理过程，好处有很多。

一个身体健康、足月妊娠、产检正常的孕妈妈，在正常情况下都可自然分娩出宝宝的。

孕妈妈要对自然分娩有信心，在生宝宝前要对分娩有个全面、准确的认识，可以通过阅读孕产方面的书籍，了解自然分娩的过程和应对方法。从长远来看，自然生产的子宫恢复比剖宫产要快很多。剖宫产手术的妈妈容易导致肠粘连等并发症，再怀孕风险更大。疤痕体质较严重的妈妈，手术疤痕触目惊心。自然分娩的妈妈在宝宝在出生后，饮食、身体很快就会恢复正常，最多三天左右就可出院回家了。

树立自然分娩的信心，相信“我一定能行”。在怀孕过程中，孕妈妈要自动屏蔽过多的生育负能量，如认为自然分娩会造成阴道松弛等不科学的论调，不要轻信。

小贴士

自然分娩虽然好，还是要具体情况具体对待。对于一些孕妈妈来说，有些情况自然分娩还是有风险的，比如孕妇有严重的肝脏、心脏疾病，胎位有问题，这样就不是很适合自然分娩，另外，前置胎盘的孕妈妈自然分娩的风险也很大。

产后心理调适的重要性

女性在生产后心理会出现巨大的变化，这个变化要比身体上的改变更巨大。刚刚生了宝宝的新妈妈，身体的不适，加上需要时时照顾新出生的小婴儿，一些新妈妈会不太适应这种改变，心理有一些不良反应，易出现情绪不稳、失眠、暗自哭泣、郁闷、注意力不集中、焦虑等状况，如果不加以重视，甚至会出现产后抑郁的症状。

每个父母对自己宝宝的期望值都很高，刚刚做了新妈妈的产妇心理压力会很大。在国外产后抑郁症发病率高达30%。在我们国内传统观念中，很多人对产妇心理的护理并不是太重视，这样就导致了产妇在出现不良心理后很容易被忽视。

现在生育潮的主体是80后、90后的独生子女。这一人群的特点是在成长过程中，从结婚到怀孕几乎一直是全家的中心。生完宝宝后，一家人的重心可能会不自觉地要转移到新出生的孩子身上，这会让产妇有失落的心理。所以，在生完宝宝后，新妈妈要保持心情舒畅，对自身的心理变化有意识地加以控制，不要事事计较，从而让自己处在忧郁、愁闷的情绪当中。

怎样安置“坐月子”的家居环境

产后新妈妈“坐月子”是件非常重要的事情，坐月子的家居环境自然是不能忽视的。坐月子的房间一定要安宁、整洁、舒适，有利于新妈妈身体恢复。

房间要舒适

居室需要温馨、舒适，光照好。夏天通风，不会太热，冬天又能得到最大限度的阳光照射，让居室保持温暖。

房间的采光要好，明暗适中，有窗帘遮挡物能随时调节采光最好。

通风要好。坐月子的房间不要接近厨房等多油烟的房间。即使是冬

> **小贴士** 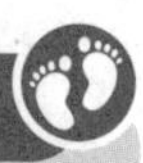
>
> 在生宝宝过程中，女性会消耗大量的体力和精力，确实是需要在产后一段时间进行休养和保养的。坐月子虽是传统，也要讲究科学健康，做到合理饮食，保持愉悦心情。

季，房间也要定时开窗换气。开窗换气时，新妈妈和宝宝不要被直接吹到，防止着风感冒。

清洁消毒要重视

在月子里的新妈妈和宝宝基本上整天都待在房间里，做好清洁卫生是防病保健的根本。所以，要在产妇和宝宝回家之前的两三天，将坐月子的房间打扫干净。

用3%的消毒液擦拭或喷洒地板、家具和2米以下的墙壁，彻底通风2小时。

卧具最好在阳光下晾晒杀菌。

温湿度适宜

坐月子时要保持房间温度、湿度适宜。冬天的室温在18℃～25℃，湿度在30%～80%之间。夏天的室温保持在23℃～28℃，湿度为30%～60%。夏天可以使用空调或电风扇降温，使用空调时温度不要调得太低，不要将空调或电风扇直吹新妈妈和宝宝。

保持安静

产后新妈妈需要一个相对安静的环境。因为在坐月子期间，新妈妈和宝宝需要更多的休息和睡眠，所以要保持室内安静，不要大声喧哗。另外最好不要让过多亲友入室探望。

分娩前应选择好去医院的交通工具

让自己的宝宝在哪家医院出生，准爸妈在产前早就选择好了。那么去医院的交通工具呢，是准备乘私家车、出租车，还是朋友的车？

孕妈妈出现临产征兆的时间是不确定的。出现状况的时间，既有可能是在上下班高峰期，也可能会在大部分公共交通工具都停了的下半夜，所以生宝宝前，准爸妈一定要考虑临产时，怎样从家到医院这个问题，怎样去医院最顺利、最安全。在临产前，我们一定要准备一个万全之策，设计好去医院的几种方案。

现在很多家庭都有私家车，非常方便随时可以用车。如果没有车，可以选择出租车。出租车的好处在于速度快、直奔目的地，适合需紧急入院的孕妈妈。

另外，要提前了解一下从家到医院的路况。一天中是不是都能畅通无阻，在上下班交通高峰期间，从你家到医院大约需多长时间等。还要寻找一条备用路线，以便当道路堵塞时，可以马上走另外一条路线尽快到达医院。在出行高峰期最好由家人开车到医院。如果没有私家车可以打车去医院，尽量提前选好合适的路段，避免出现交通拥堵的状况。

现在国内很多大城市都有地铁，地铁出行最大的好处就是快，而且不会出现交通堵塞的情况。在有地铁的城市非上下班高峰时间，情况又不是十分紧急时可选择乘坐地铁。

小贴士

产前如果出现见红、破水、无规律的宫缩阵痛，就可以开始做好入院的准备了。如果见红的血量、破水量很大，出现规律性宫缩，就不能拖延，需要马上去医院。如果处在孕晚期胎儿状况不稳定，孕妈妈可以提前住院待产。

孕妈妈需要充分休息保存体力

睡得好

充足的睡眠不但可以保证孕妈妈自身健康，增强免疫，也能让胎宝宝得到很好的休息，利于宝宝吸收营养，更加健康聪明。如果孕妈妈睡眠不足，精神疲惫、体力不支，在分娩时容易导致虚脱，甚至难产，不利于母婴健康。

吃得好

饮食规律，营养均衡是孕妈妈体力充沛的第二法宝。只有三餐正常，摄入足够能量、蛋白质、维生素、微量元素、碳水化合物等营养物质，孕妈妈才能在生产时底气十足，顺利分娩。

精神好

孕妈妈的精神状态直接影响到胎儿，胎宝宝可从母体感知情绪。孕妈妈精神乐观、信心十足、轻松愉悦，有利于缩短产程，减少疼痛。反之，如果孕妈妈情绪低沉、悲观不快，就容易在分娩时体力不足，紧张虚弱，无益于母婴健康。

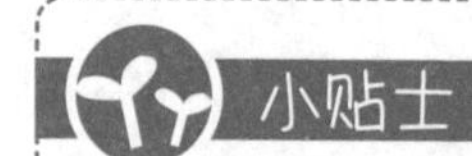

如果孕妈妈精神紧张过度，难以控制自己的情绪，那么可以好好地睡一觉，听听音乐，吃点自己喜欢的零食，保持好体力。

经产妇有哪些临产征兆

如果经产妇在预产期快到时感觉胃部轻松，胃口大开，食量增加，这很有可能是由于子宫底下降导致的，子宫底下降会伴随产生上腹部变轻松、呼吸更顺畅、胃部受压感减弱的表现。

子宫底下降后，会压迫经产妇的膀胱、直肠，使经产妇易频繁产生尿意、便意，出现尿频、大便次数增多，便后便意不尽的诸多情况。

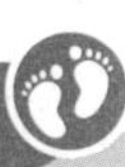

小贴士

一些经产妇在怀孕后会出现频繁的腹痛现象，这是由于第一次妊娠的子宫瘢痕愈合不良。因此，经产妇腹痛应及时就医，应格外警惕子宫从第一次分娩的瘢痕处膨胀破裂。

另外，随着经产妇子宫底下降后，胎儿胎动会相应减少，下腹部会出现坠胀感，还会伴有腰酸腿痛、阴道分泌物增加的症状。

临产征兆	表现	注意事项
见红	粉红色、褐红色的黏稠液体，或是分泌物中出现血丝	如果经产妇见红的表现为大量出血，出血时伴有腹痛的情况，则应马上就医
破水	由于子宫收缩增强，子宫内压力增大，导致子宫的开口大，宝宝头部下降，胎膜破裂，羊水流出，羊水呈清亮淡黄色	经产妇破水代表宝宝很快就会出生，这时应注意，经产妇应平躺，不要站立或坐起，如果此时去医院，则在车上也应平躺，坐着或站立容易导致脐带脱出，会给胎儿及经产妇带来危险
腰痛、腹痛	由于子宫收缩，在孕8个月后，经产妇在站立、坐着、行走时都会感到腹部一阵一阵发紧、变硬，可表现为腰痛或腹痛	宫缩的间隔在十几分钟至两小时，多在夜间出现，临产前宫缩变成每隔两三分钟发生1次，每次持续30～40秒

第39周　准备好了吗

了解分娩全过程

自然分娩就是单胎在足月时不需借助于外力而自然生产的过程。胎宝宝从妈妈肚子里生出来，不是一个简单的过程。在生产前准爸妈们要了解分娩全过程。

约孕38周时，胎宝宝的胎头进入骨盆腔，此时胎宝宝脑勺（枕部）与身体（背部）朝向母体左前方或右前方，临产后随着胎头的下降，身体要俯屈、仰伸，这时在助产士的帮助下，生出前肩膀，然后生出后肩膀，随之胎宝宝身体与四肢就紧跟着生出了。在胎头下降的过程中，母体阴道内层的黏膜皱褶完全展平，外阴扩张，盆底肌肉层充分扩张，从而让胎宝宝顺利离开宫腔，通过阴道、外阴娩出母体。

自然分娩经历三个阶段，称为三个产程。

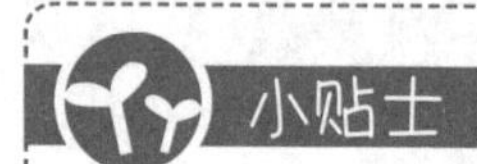

当胎儿娩出后，新妈妈可稍稍休息，再轻微用力使胎盘、脐带等全部娩出。分娩后2小时内容易出血，需要在产房内观察，所以这段时间要特别注意，家属请耐心等待。

第一产程为宫口扩张期，是指从产妇出现规律的子宫收缩开始，到宫口开大10厘米为止。这一阶段时间很长，一般初产妇需经历8～12小时，经产妇需6～8小时，宫口扩张的速度不是均匀的。

第二产程为胎宝宝娩出期，是指从宫颈口开全到胎宝宝娩出为止。这一阶段初产妇需1～2小时，经产妇1小时以内。

第三产程为胎盘娩出期，是指从胎宝宝娩出到胎盘娩出的过程，一般在10～20分钟。胎宝宝娩出后不久，随着轻微的疼痛，胎盘剥离排出。胎盘排出后，要检查产道有无裂伤，若有的话需缝合。

分娩前的征兆是什么

通常来说，预产期不是精确的分娩日期，生产日期比预产期提前几天或推后几天都是正常的。预产期的前后留意一些分娩前的征兆，这些征兆可以提醒孕妈妈马上就要分娩了。

便意感

子宫收缩会造成胎头压迫孕妈妈的直肠，出现强烈便意感。这时候要马上到医院检查，上厕所不要太用力，防止把小宝宝产到马桶里。

下腹部有受压迫的感觉

胎宝宝下降，分娩时即将先露出的部分已经降到骨盆入口处，因此出现下腹部坠胀，同时出现压迫膀胱的现象。这时孕妇会感到腰酸腿痛，走路不方便，出现尿频症状。

宫缩

如果出现频繁、强烈的假性宫缩，表明孕妈妈可能已进入临产前期了。在这个过程中子宫颈成熟，已经准备好进入真正的分娩。这期间，有些孕妈妈会经历类似痛经的腹部绞痛。

见红

在分娩前24～48小时内，子宫颈口开始活动，使子宫颈口附近的胎膜与该处的子宫壁分离，毛细血管破裂而经阴道排出少量血，并与宫颈管内的黏液相混而排出，这种阴道流出的血性黏液就是见红。

羊水破裂

羊水囊破裂以后羊水会通过阴道流出来。发现羊水破裂时，不管是大量涌出还是少量渗出，

小贴士

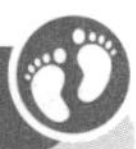

在分娩前，随着胎宝宝的胎头下降至骨盆腔中，让孕妈妈感觉到呼吸变得平顺，吃东西也会感觉比较舒服。一般初产妇会在生产前两周开始有这种感觉，经产妇则不一定。

都要立即到医院就诊了。

另外，大部分孕妈妈在羊水破裂前，都会出现有规律的宫缩。当这种情况发生时，产程通常很快就会开始。

有规律的痉挛或后背痛

由于子宫颈的胀大和胎儿自阴道中产出，疼痛是必然的。一般疼痛持续30秒，间隔10分钟。以后疼痛时间逐渐延长，间隔时间缩短，称为规律宫缩。这是子宫交替收缩和松弛所致。随着分娩的临近收缩会加剧。

真假宫缩的辨别

随着胎宝宝发育成熟和分娩期逐渐接近，孕妈妈全身状况、生殖器官及骨盆部会发生一系列变化，而宫缩就是分娩征兆之一。

生产前，有的产妇会时而出现假性宫缩。一般来说，真假宫缩不是特别好区分，孕妈妈们不能因为是预产期到了太过紧张做出错误判断，尤其是第一次怀孕的孕妈妈更要学会区分真假宫缩。

从宫缩时间来看，临产宫缩有固定的时间间隔，随着时间的推移，间隔越来越小，每次宫缩持续30～70秒。而假性宫缩特点差异明显，孕妈妈要尽量让自己平静下来，好好观察就能区分出来。

从宫缩强度来看，假宫缩通常比较弱，不会越来越强，有时会增强，但随后又会转弱。真宫缩就是宫缩强度逐渐增加。

从宫缩疼痛部位分辨，假宫缩通常只在前方疼痛。真宫缩是先从后背开始疼痛，而后转移至前方。

另外，假性宫缩时产妇行走或休息片刻后，甚至换一下体位后都会停止宫缩。真宫缩不管如何运动，宫缩照常进行。

保持冷静，在出现真正的规律性宫缩时，孕妈妈不要惊慌，立即入院。

产前胎教

快要分娩的妈妈情绪会波动较大，甚至会恐慌。这种情绪对孕妈妈和胎宝宝都是非常不好的。情绪波动大不仅会消耗分娩体力，造成宫缩无力、产程延长，也会对胎宝宝的情绪带来较大的影响。产前胎教可以缓解这些不良的情绪对胎宝宝的影响。

产前聊天胎教

快临产了，孕妈妈和胎宝宝聊聊如何出世的话题很不错。孕妈妈和胎宝宝沟通一下，母子协同作战，顺利分娩。

孕妈妈可以对胎宝宝说："宝宝，你就要离开妈妈的肚子到这世界上来了，妈妈和爸爸想早点儿看到你，你一定要和妈妈好好配合，勇敢地出来。"

准爸爸可以贴近孕妈妈的肚皮说："宝宝，爸爸妈妈非常爱你，爸爸妈妈给你准备了床、衣服、被子、玩具，等你出来呢。"

产前视觉胎教

在胎儿醒着的时候，可以有意识地用手电筒的微光一闪一灭地照射孕妈妈腹部，训练孕妈妈肚子中的胎宝宝养成夜间睡眠，白天觉醒的规律。

小贴士

在分娩过程中，孕妈妈的承受能力、心理素质，也会传递给即将出生的孩子，是孩子性格形成的最早期的教育。所以孕妈妈要尽量做到心理放松，配合医生，创造条件让孩子顺利出生。

第40周 宝宝，我们终于要见面了

为什么会发生难产

难产是孕妈妈分娩时最害怕出现的意外，为什么有的孕妈妈会难产呢？前面我们讲过，分娩的顺利与否，与分娩过程中的产力、产道、胎宝宝以及孕妈妈的心理状况有直接的关系，任何一个因素出现问题，就都有可能造成难产。

生产时子宫收缩力过大或者过小，都容易难产。

在孕期一定要控制营养，避免胎宝宝吸收过多营养变得过胖，出生时困难。

孕妈妈在生产时情绪不好，因过度恐惧而没办法好好和医生配合也会导致难产。孕妈妈应该了解相关生理知识，认识到分娩是一件自然而然的事情，多数孕妈妈都能顺利完成。即使发生难产等情况，在先进的医疗条件下，有医生和助产士的保驾护航也会顺利、安全地分娩。

胎宝宝生产困难，孕妈妈不能顺利把孩子生下来对母婴健康危害非常大。防止难产最有效的方法是在怀孕过程中，到正规的医院做定期产前检查。

医生会对胎宝宝在宫内的生长情况进行监控，在妊娠晚期还要做骨盆的测量，及时发现孕妈妈是否存在可能造成难产的因素——明显的骨盆异常和胎位异常等情况，一旦发现有异常的趋势，医生就可以采取有效的措施进行纠正。

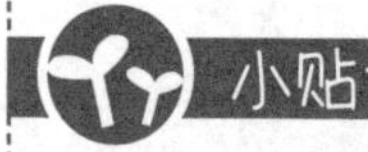

一般在预产期前2周左右，医生就要对产妇的分娩方式给出合理建议，让孕妈妈知道是可以自然分娩或需要剖宫产，做好思想和物质上的准备。

产前心理准备

克服分娩恐惧，最好的办法是让孕妈妈自己了解分娩的全过程以及可能出现的情况，对孕妈妈进行分娩前的有关训练，这对有效地减轻心理压力，解除思想负担以及做好孕期保健，及时发现并诊治各类异常情况等均大有帮助。

孕妈妈要做好分娩准备

分娩的准备包括孕晚期的产检、心理上的准备和物质上的准备。如果孕妈妈了解到家人及医生为自己做了大量的准备工作，并且对分娩时意外情况也有所了解，那么，就能有效地解除心理压力。孕晚期，特别是临近预产期时，准爸爸也应做好准备，使妻子心中有所依托。

不要怕

很多孕妈妈对分娩有恐惧感，害怕疼痛和分娩危险。很多人是临产期越近，越是紧张。其实，完全没有必要害怕。现代医学技术发达，分娩的安全系数大大提高，分娩手术的成功率也近于100%，所以孕妈妈不要害怕，放下心理包袱。

不要忧

临产前要精神振作，情绪饱满，摆脱一切外在因素的干扰，想得太多只会给自己更大的压力。要知道，“轻装上阵”的战斗力是最强的。

小贴士 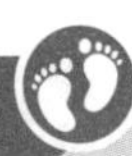

分娩过程中体力不够，很可能会导致生产时间超长。孕妈妈在孕期可以根据自己的身体情况做些适当运动，加强体力的锻炼，为顺产打好体力的基础。

产前时期尤其不应该顾虑即

将诞生婴儿的性别，准爸爸及其他亲属也不应该给孕妈妈施加压力，免得让孕妈妈心情沉重，导致分娩不顺。

不要急

到了预产期并非就分娩，提前几天、延迟几天都是正常的情况。孕妈妈既不要着急，也不用担心，密切关注自己是否有破水、见红的症状，一旦有不舒服，马上就医。

怎样减轻宫缩的疼痛

到预产期，只有发生伴有疼痛的宫缩，才是分娩的先兆。有的孕妈妈感觉宫缩的疼痛在腹部，与来月经时的小腹疼痛一样，而有的孕妈妈则感觉腰酸，下腹部有排便感。

宫缩疼痛的强弱因人而异，孕妈妈此时不要紧张，更不要大喊大叫，要对顺利生宝宝有信心，保持良好的情绪可提高对宫缩疼痛的耐受性。另外，孕妈妈要根据宫缩的强弱情况调整呼吸。在深呼吸的同时，用拳头压迫腰部或耻骨联合处可以减轻宫缩的疼痛感。

孕妈妈如果身体情况良好，不是特别累，可下床适当走动一下，从而缓解宫缩疼痛和焦虑的情绪，这比一直躺在床上要好很多。

另外，利用分散注意力的方法也可以缓解疼痛。方法是选择一件事物作为注意点，孕妈妈将注意力集中于此点，把注意力从宫缩引起的疼痛和不适上转移开，从而增加对疼痛的耐受力。

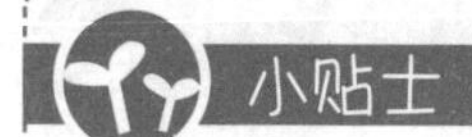

分娩时，每个孕妈妈对宫缩疼痛的承受力是各不相同的。怕痛的孕妈妈，可与医生沟通，在生产时选择进行无痛分娩，借助药物来减轻疼痛。

当转移注意力的方法已不能帮助孕妈妈缓解宫缩的疼痛时，可把注意力放在呼吸上，这也是缓解宫缩疼痛的好办法。

在每一次宫缩疼痛开始时采用全胸式呼吸和上胸式呼吸，以便尽量放松下腹部，减轻宫缩疼痛。

全胸式呼吸：用力深呼吸，先用鼻子深深地吸一口气，然后慢慢用口呼出。

上胸式呼吸：口微微张开，用口轻吸气，然后轻吹气。只用肺上半部呼吸，像吹熄小蜡烛，不需太用力。

在调整呼吸时辅以合理的按摩，能更好地放松肌肉，减轻痛苦。方法是吸气时两手从两侧下腹部向腹中央轻轻按摩；呼气时从腹中央向两侧按摩。按摩次数和呼吸频率相同即可。其他不舒服的地方如腰部、耻骨联合处，合理按摩可以通经活络、舒缓疼痛。

如何配合医生分娩

孕妈妈在分娩时往往由于心情紧张、宫缩疼痛等原因，会忽略产科医生和助产士的指导，这样会导致产程延长，加剧分娩的痛苦。所以孕妈妈在分娩前了解产程中如何配合医生，可以有效地缩短产程，降低难产风险。

第一产程时间最长。在此阶段宫口未开全，产妇用力是徒劳的，过早用力反而会使宫口肿胀、发紧，不易张开。这段时间需要放松，在身体状况允许的情况下，可下地走动，吃一些比较容易消化、有营养的食物。

可按时排尿，排便，避免膀胱充盈影响到胎宝宝的下降。在孕妈妈出现了宫缩情况的时候，家人可以帮助孕妈妈做做按摩。

进入第二产程后，要按照产科医生的指导或者运用平时学习的方式，

小贴士

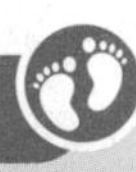

分娩结束后2小时内，产妇应卧床休息，进食半流质饮食以补充消耗的能量。一般产后不会马上排便，如果产妇感觉肛门坠胀，有排大便之感，要及时告诉医生，医生要排除软产道血肿的可能。

进行用力。在宫缩出现的时候先深吸气，然后屏住气像排便一样向下用力，这段时间孕妈妈会感觉到比较劳累，所以在宫缩间隙可以稍作休息。

到第三产程，胎宝宝出生以后，胎盘以及包绕胎宝宝的胎膜会随着子宫收缩而娩出体外。

哪种姿势最有利于分娩

自然分娩有多种姿势可以选择，除了考虑到孕妈妈的舒适感外，还要考虑到孕妈妈身体情况和胎宝宝情况。另外，每种分娩姿势都各有利弊。无论采用哪种分娩姿势，其用力的方式都是一样的，并不会因为姿势改变而有所不同。

仰卧式的优点是适宜产科医生处置新生儿。缺点在于增大的子宫会压迫到静脉，使得流回心脏的血量减少，可能引发胎儿窘迫和产后出血增多。

侧躺式的好处是会阴部放松，减少静脉受压，防止仰卧可能引发的胎儿窘迫和产后出血增多。不利之处是对医护人员来说，操作较为不便。

前倾跪式可减低阴道撕裂的概率，有助于长期臀位的胎儿顺利分娩。这种姿势会让孕妈妈比较累，用抱枕、靠垫垫在膝盖处，可让孕妈妈舒服一些。这种姿势会让膝盖承受的重力较大，时间过长可能会受不了。

坐位分娩法属于直立姿势，直产姿势胎儿重力与产道方向一致，由于重力的关系，先露部直接压迫子宫下段的宫颈部，可反射性地使子宫收缩强而有力，有效地缩短第二产程。

小贴士

实践证明，规律的孕期运动锻炼不但能让孕妈妈在孕期控制体重，减少分娩并发症的发病率，更重要的是可以帮助孕妈妈顺利分娩，减少自然分娩时的痛苦。

哪些情况需要做会阴侧切术

会阴侧切术是自会阴后联合中线向左侧斜剪开一道长4厘米～5厘米的切口，以扩大阴道开口，让胎头顺利娩出。会阴侧切术可以防止孕妈妈会阴撕裂，更好地保护盆底肌肉。

在生产时有几种情况需要进行会阴侧切术：

初产妇在会阴弹性差或有炎症、水肿等情况时。

初步估计胎头娩出时，会发生较严重的会阴裂伤。

胎宝宝较大，胎头的位置不正，产妇有宫缩乏力的症状，胎头娩出会有困难。

产妇合并心脏病、妊娠高血压综合征等疾病。

早产或胎儿有缺氧表现。

临产时出现异常，需要上产钳或胎头吸引器助产。

在胎头初露前，也就是胎头的最大部分能在阴道口处看到之前，医生会观察产妇会阴的伸展是否正常，如果伸展不正常时，会采用侧切术来扩大阴道开口，使胎宝宝正常娩出。

其实并不是每个产妇都需要进行会阴侧切的，有时如胎头较快娩出时，可能会来不及做局部的麻醉。有的产妇会阴处甚至可能因胎头的压迫，已近感觉麻木了，以至于不用麻醉剂，医生切开会阴时也感觉不到。

孕妈妈可在孕32周开始，每天进行会阴的按摩、锻炼，增加会阴部肌肉组织的柔韧性和弹性。另外，在怀孕期间坚持多散步、爬楼梯和练习拉梅兹呼吸法等，都有助于自然分娩顺利进行。

小贴士

会阴切开术后护理要点：

1.住院期间，每天2次用含有消毒液的温水冲洗外阴。

2.回到家后，每天2次用温开水清洗外阴。

3.大小便后，用柔软的湿纸巾从前往后擦拭外阴，大小便后用水冲洗。

4.每天换洗内裤，选用合格的卫生巾或护垫，保持会阴部的干燥与清洁。

5.多吃富含膳食纤维的食物，保持大便通畅。

6.产后1个月内避免提重物，不做体力强度较大的家务或运动。

7.发现伤口有血肿、感染、裂开等情况及时就诊。

附录：

孕期40周产检项目及日程表

时间	检查目的	检查注意事项
孕早期		
孕5周	确诊受孕	一般女性自行验尿呈阳性，且月经推迟7～10天以后，就应到医院做B超，确认是否怀孕
孕12周	第一次产检	主要是进行基础项目的检查，同时办理“孕妇健康手册”，即建小卡
孕中期		
孕16周	第二次产检	查看第一次产检报告，基础的例行检查，进行唐筛，满16周可额外进行羊膜穿刺，查看胎儿染色体是否异常
孕20周	第三次产检	满20周后进行超声波检查，主要是进行排畸，即查看胎儿是否存在外观发育上的大问题。为了排除先天性异常，医生会重点查看胎儿的几大数据，如头围、腹围、腿骨长等
孕24周	第四次产检	进行妊娠胆汁淤积症、妊娠糖尿病的筛查。若孕妈妈患有妊娠糖尿病，则需要配合饮食调理，若症状严重还需进行医学治疗
孕晚期		
孕28周	第五次产检	这次产检的检查重点是乙肝的排除。若孕妈妈携带乙肝病毒，那么新生儿出生后24小时内只要及时注射疫苗，感染的概率就会降低。此外，关于梅毒、艾滋病的测试也是为了能及早确保胎儿的健康
孕30周	第六次产检	妊娠满28周后，原则上每两周需要进行一次产检。不过具体情况视孕妈妈身体状况而言。这一次产检主要关注孕妈妈的水肿症状，若水肿严重，且检查出尿蛋白加高血压，那么孕妈妈就有子痫前期的危险
孕32周	第七次产检	妊娠满37周前孕妈妈要特别提防早产的发生，因此需要密切监测阵痛的频率，若疼痛持续半小时以上，且伴有下体出血，则需要立即就医
孕34周	第八次产检	这次孕妈妈需要进行一次详细的超声波检查，全面评估胎宝宝体重增加与发育情况。若胎宝宝体重不足，孕妈妈在怀孕的最后几周就得为胎宝宝累积脂肪而多摄入营养

续表

时间	检查目的	检查注意事项
孕36周	第九次产检	孕36周开始，孕妈妈越来越接近分娩日期，因此每周都需要进行一次产检，以确保母婴健康。除了基础检查项目外，医生还会开始做胎心监护
孕37周	第十次产检	孕妈妈越来越接近生产日期，此时所做的产检，以每周检查1次为原则，并持续监视胎儿的状态
孕38周	第十一次产检	由于胎动越来越频繁，孕妈妈应随时注意胎儿及自身的情况，以免胎儿提前出生
孕39周	第十二次产检	胎位开始固定，胎头已经下来，并卡在骨盆腔内，此时孕妈妈应有随时准备生产的心理。孕妈妈应该注意胎宝宝及自身的情况，尤其是腹部变硬、胎动减少等临产征兆，做好胎宝宝提前降临的准备
孕40周	第十三次产检	部分孕妈妈过了40周后仍没有生产迹象，此时就应考虑让医师使用催产素，避免胎宝宝因缺氧而发生意外
产检原则		
孕早期：1～2次； 孕中期：每4周一次； 孕晚期：孕28周～孕36周前，每2周一次；孕36周后，每周一次		